科普重庆 kepuchongqing　新时代市民科学素质读本

健康真相知多少

重庆市科学技术协会
重庆市卫生健康委员会　编
重庆市全民科学素质纲要实施工作办公室

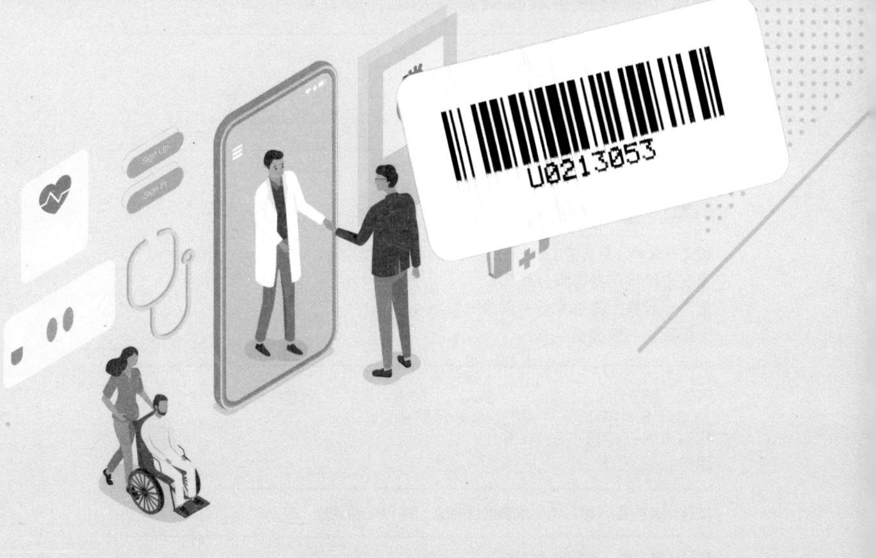

重庆出版集团　重庆出版社

图书在版编目（CIP）数据

健康真相知多少 / 重庆市科学技术协会，重庆市卫生健康委员会，重庆市全民科学素质纲要实施工作办公室编．—重庆：重庆出版社，2020.8（2021.6 重印）

（新时代市民科学素质读本）

ISBN 978-7-229-15140-9

Ⅰ.①健…　Ⅱ.①重…　②重…　③重…　Ⅲ.①健康—普及读物　Ⅳ.① R161-49

中国版本图书馆 CIP 数据核字（2020）第 119040 号

健康真相知多少
JIANKANG ZHENXIANG ZHI DUOSHAO

重庆市科学技术协会
重庆市卫生健康委员会　编
重庆市全民科学素质纲要实施工作办公室

责任编辑：吴向阳　陈　婷
责任校对：谭荷芳
装帧设计：毛代洪　汤　立

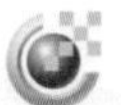

重庆出版集团
重庆出版社　**出版**

重庆市南岸区南滨路 162 号 1 幢　邮政编码：400061　http://www.cqph.com
重庆市鹏程印务有限公司印刷
重庆出版集团图书发行有限公司发行
全国新华书店经销

开本：889mm×1194mm　1/32　印张：7.5　字数：200 千
2020 年 8 月第 1 版　2021 年 6 月第 2 次印刷
ISBN 978-7-229-15140-9
定价：32.00 元

编委会

编者的话

习近平总书记指出，科技创新、科学普及是实现创新发展的两翼，要把科学普及放在与科技创新同等重要的位置。习近平总书记的重要指示，把科学普及工作提到了前所未有的战略高度，为加强新时代科学普及工作指明了前进方向，提供了根本遵循。强基固本才能根深叶茂，厚植沃土才能百花齐放。市民科学素质是社会文明的重要标志和国家创新能力的社会基础，关乎一个国家综合国力的发展。市民科学素质提升离不开科学普及，做好科学普及工作是各级党委政府和科协组织、科技工作者的重大责任和历史使命。

近年来，重庆市委、市政府高度重视科学普及工作，为提高全市市民科学素质提供了有力保障。根据第 10 次中国市民科学素质调查结果，2018 年重庆市民具备科学素质的比例达到 8.01%，位居全国第 16 位，比 2015 年提高 3.27 个百分点，跃升 6 个位次，增幅居全国第一；与同期全国平均水平的差距从 1.46 个百分点缩小到 0.46 个百分点。但我们也要清醒认识到，重庆市民具备科学素质的比例仍低于全国平均水平 0.46 个百分点，而且城乡差距、区域之间的差距较大，要实现到 2020 年全市市民具备科学素质比例超过10%的目标仍需付出艰辛努力。

积跬步以行千里，致广大而尽精微。提升市民科学素质，需要发扬钉钉子精神，绵绵用力、久久为功，持续强化优质科普资源供给，切实增强人民群众的科普获得感。为此，针对不少群众不了解、不会用新科技，为了健康常常购药上当受骗，面对突发灾难不懂防范等现实状况，重庆市科学技术协会组织科普专家编写了新时代市民科学素质读本系列丛书——《高新科技知多少》《健康真相知多少》《应急避险知多少》。这一系列科学权威、通俗易懂、简单好学的科普知识读本，聚焦目前社会关注度较高、谬误较多的知识点，进行科学解析、还原真相、澄清认识，说百姓话，讲身边事，论实在理，力争成为人民群众的科普"口袋书""必备书"，为提高重庆乃至全国市民科学素质作出贡献。

在系列丛书编撰过程中，编委会成员对丛书的结构和内容设置投入了巨大心血，也广泛征求了各方的意见和建议。但百密必有一疏，书中错误之处在所难免，敬请广大读者批评指正。我们一定诚恳接受，加以完善，推出更加严谨优质的科普读物，满足读者的阅读需求。

目 录

第二部分　健康生活

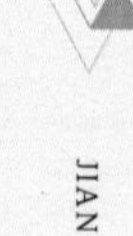

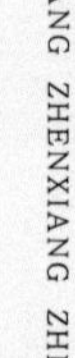

第四部分 科学就医

第五部分 安全用药

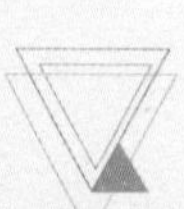

PART ONE / 第一部分

合理膳食

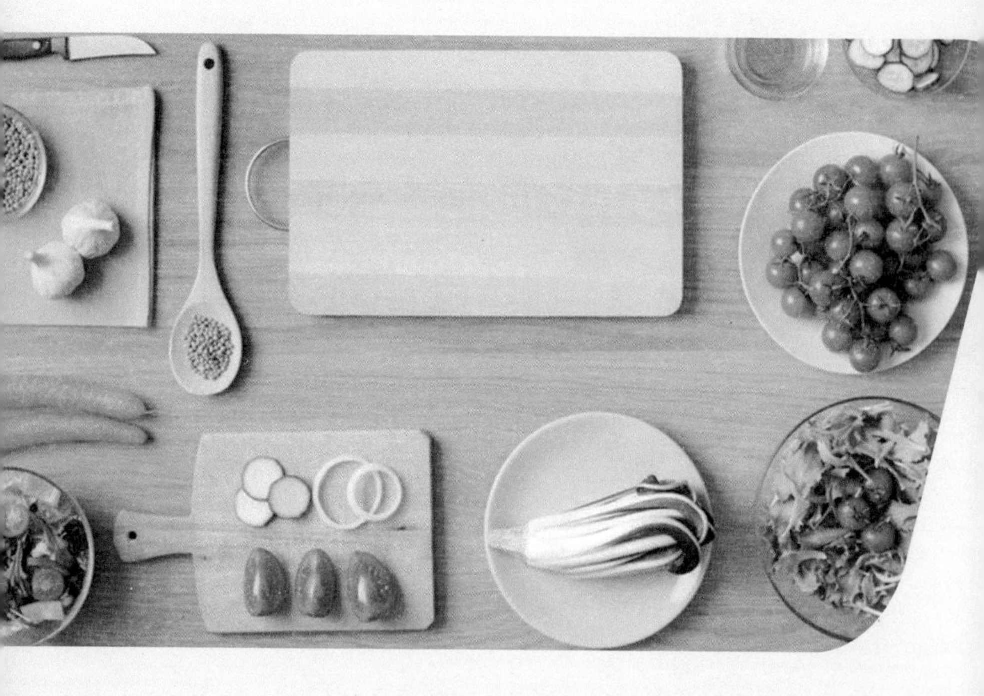

自家榨的油更好

【真相】自家榨的油虽然味道香，但危害大，还有烟点低、油烟大、杂质多、安全差、易变质、难保存等安全隐患。

【解析】所谓自家榨的油，就是自己提供菜籽、花生、大豆等油料，由榨油作坊压榨得到的油。在食品加工技术上，这样的油被称为“粗油”。

食用油的主要成分是甘油三酯。但在粗油中，还有相当多的磷脂、游离脂肪酸和微量金属化合物等杂质，使其容易发生氧化变质，不宜长期储存。在现代食品工业里，食用油一般都会采用溶剂浸取，因此不管是压榨还是浸取得到的食用油都要进行精炼，除去杂质，并且在脱色、除味之后才能进行销售。精炼后的油颜色浅、味道淡、稳定性更好。但因为自榨油有精炼油所不具有的风味，于是许多人相信：自榨油更有营养、更安全。其实，自榨油中的香味来源于“芥子油苷”，其分解后会产生异硫氰酸酯、氰酸盐，而这些分解产物能干扰人体甲状腺素合成，以及导致甲状腺肿大。

我们知道当油烧到一定温度时都会冒烟。油烟中含有的一种物质叫做丙烯醛，其对眼睛和呼吸道有很强的刺激作用。在第一次世界大战中，丙烯醛甚至作为化学武器来使用。除此之外，冒烟的油还会产生其他有害物质。

油开始冒烟的温度叫做“烟点”。烟点与油的种类有关，比如葵花籽自榨油的烟点不到 110℃，而芝麻自榨油则接近 180℃。同种类油的烟点又跟其中的杂质密切相关，大豆和花生自榨油的烟点在160℃左右，而精炼之后能够达到230℃以上。从安全的角度说，自榨油不如精炼油好。

不过，植物油含有的一些对健康有益的成分，比如维生素E和植物甾醇，也会随着精炼而被去除一部分。因此，从营养的角度来说，自榨油比起精炼油又有一定的优势。

对于食品，我们应该在安全的前提下考虑营养。精炼所损失的营养，可以从其他的食物中获得。而自榨油冒烟所带来的危害，则无法消除。尤其是对于制作爆炒或煎炸食物，精炼油应该是更好的选择。当然，不管是自榨油还是精炼油，使用时都要避免加热到它冒烟的温度。

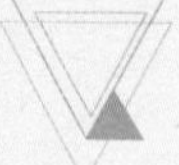

炒菜少加盐，钠就不过量

【真相】除了调味品、腌制品、熟肉制品，还有一些方便食品和零食里含有很多的“隐形盐”。

【解析】高钠盐饮食是一个世界性的公共卫生问题，各国卫生组织正在积极采取措施，把食盐摄入量逐步下调，以此减少高血压、心脑血管、肾脏等疾病的发病率。

由于中国人膳食中约80%的钠盐来自烹调或含盐量高的腌制品，因此限盐首先要有“可见盐”和“不可见盐”的概念。所谓不可见盐就是那些“藏起来”的盐，即深藏于一些加工或预包装类食品中的盐。

常见的“藏盐”食品有下面几种：

1. 调味品：味精、酱油、番茄酱、甜面酱、辣酱、腐乳等。

2. 腌制品：咸菜、酱菜、咸蛋等。

3. 熟肉制品：香肠、酱牛肉、火腿、烧鸡、鱼干、汉堡等。

4. 方便快餐食品：方便面、速冻食品、罐头食品等。

5. 零食：甜点、冰激凌、薯条、话梅、果脯、肉干等。这些零食虽然以甜味为主，但里面也含有较多食盐。

目前，我国居民钠摄入量远远高于实际需要量。当体内的钠离子升高时，体内水分含量也随之增加，导致水钠潴留，因此有引起高血压及加重肾脏负担的风险。所以，《中国居民膳食指南（2016）》建议，正常成年人每人每天的食盐摄入量应不超过 6 克。这 6 克食盐摄入量既包括烹调时的食盐用量和调味品中的含盐量，又包括食用腌制品、熟食制品、日常零食和饮料等食物中所含的食盐量。而对于高血压人群来说，适当减少钠盐的摄入可稳定血压和降低心脑血管疾病的发生率。因为钠盐摄入过多会导致细胞外液扩张、心排血量增加、组织过分灌注，最后使得周围血管阻力增加、血管压力上升。所以除了高血压人群，心功能不全、急慢性肾炎、肝硬化腹水、水肿、先兆子痫的患者，也需要限制膳食中钠盐的摄入量。

其实，生活中有很多减盐小技巧，大家可采用以下几种方法：

1. 以“鲜”代盐法，如使用香菇、海米、紫菜等本身带有鲜味的食物进行烹饪，这样在烹调时就可以少放甚至不放盐。

2. “酸甜”替代法，日常可多烹制一些酸甜可口的菜，如醋熘白菜、糖醋鱼、柠檬凉拌菜等。

3. 使用控盐工具（盐勺、限盐罐），一个人炒菜就用

2 克的盐勺取盐，一顿饭一勺，一天 3 勺。

4. 尽量自己购买新鲜食物制作菜肴，减少食用商店的加工熟食。

5. 正常健康人日常可以用低钠盐代替普通食盐。

6. 多吃含钾丰富的食物，如海带、紫菜、木耳、山药、干蘑菇、马铃薯等，可降低摄入过量钠的危害性。

7. 选购食品时，关注其营养标签，选择低盐食品。

8. 尽量减少在外就餐，如在外就餐应选择口味清淡的菜肴。

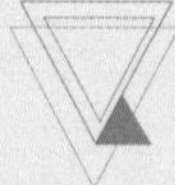

吃素食能长寿

【真相】长时间吃素容易导致营养缺乏。

【解析】随着生活水平的提高，人们患起了各种“富贵病”。于是，全世界范围内掀起了一股素食风潮。素食主义者宣扬吃素可以健体防病，并获得更长的寿命。

实际上，素食虽然在一定程度上对身体有好处，但是长期吃素食并不健康。动物蛋白中含有人体必需的 8 种氨基酸，其更适合人体消化和吸收，而人体必需的微量元素，如锌、铁等也主要来自肉食。长期食素者容易因微量元素缺乏而导致自身免疫力降低。长期纯素食者，还会导致其体内维生素 B_{12} 缺乏，使红细胞变得易碎，对神经细胞的损害极大，从而会增加老年痴呆发病风险。虽然素食中植物纤维的成分较多，可使胆酸的吸收率降低，胆盐浓度降低，但是素食者往往易因维生素 A、维生素 E 的摄入不足，导致胆囊上皮细胞容易脱落，因而胆固醇易沉积形成胆结石。特别是对正处于发育时期的儿童和青少年来说，他们更加不适合长期素食。另外，大多数素食中的锌、锰等微量元素含量极其微小，而锌、锰等微量元素是构成雄激素的重要原料，长期吃素会引起人体性器官萎缩，造成男性不育。如果女性长期食素，其体内雌性激素的分泌也会受到影响，从而导致不孕。

因此，缺乏蛋白质的素食者，可多食用谷类和豆类。植物蛋白质属于不完全蛋白，完全吃素可能会导致身体缺乏一种或几种身体必需的氨基酸。而将谷类和豆类一起食用，能有效地提高蛋白质的质量，比如红豆饭、八宝饭等，都是不错的选择。

缺乏铁、锌的素食者，可多食用粗粮和坚果。长期吃素很容易导致身体缺铁，因而易造成贫血、脸色苍白、虚弱无力等症状。同时，吃素也会造成身体缺锌，影响身体正常发育。可以通过多吃粗粮、豆制品、核果类以及红糖补充锌和铁。

缺乏钙的素食者，可多食用奶制品和豆制品。蛋奶素食者只要保证奶制品、大豆和绿叶菜的摄入量，就基本不会缺钙，因为奶制品是钙的最佳膳食来源。对于纯素食者，因为其不食用奶制品，身体少了一部分钙来源，需要多吃

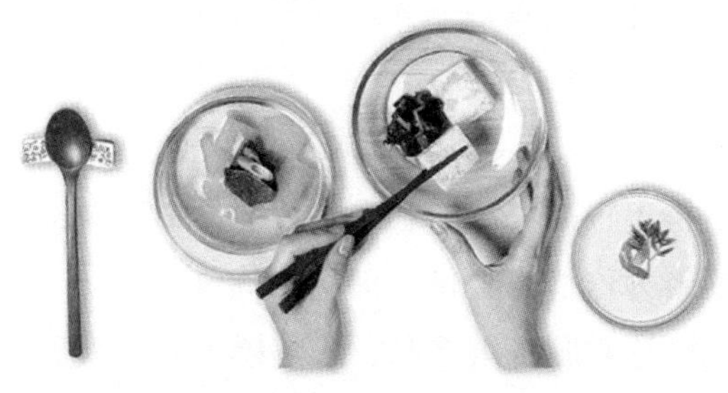

其他富含钙的食物，比如豆腐丝、豆腐干、腐竹、绿叶菜等，同时要多进行户外活动，以促进维生素 D 的合成，增加钙的吸收利用。

缺乏维生素的素食者，一般可通过多食用新鲜蔬菜和水果来补充维生素。除此之外，素食者通常欠缺一种维生素，那就是维生素 B_{12}。维生素 B_{12} 主要存在于动物性肉类中，尤其是红肉。素食者补充这类维生素可通过多喝牛奶，因为牛奶中的维生素 B_{12} 含量较多，且易吸收，每天喝 1 杯牛奶就能够保证维生素 B_{12} 的摄入量。对于纯素食者，膳食中需添加发酵食品。需要注意的是，缺乏维生素的素食者需控制盐的摄入量，必要时可配合使用营养补充剂，如 B 族维生素、营养强化食品。

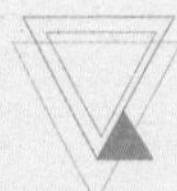

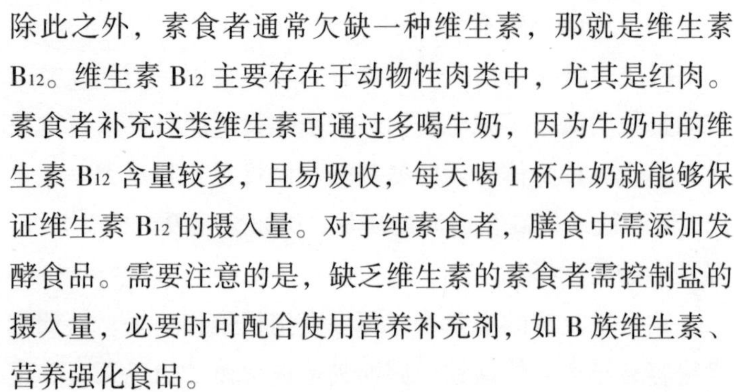

所以，日常膳食应该坚持荤素搭配、以素为主的膳食原则。对正处于成长期的青少年则应多为他们准备一些荤食，以补充身体发育所需的各种营养素。

吃生鱼片时蘸芥末能杀菌

【真相】生鱼片在一定浓度的芥末中处理 90 ~ 120 分钟，才能达到杀菌效果。

【解析】很多人都喜欢生鱼片的鲜嫩美味，然而他们却有可能要为这种鲜美付出疾病的代价。

生吃鱼片对肝脏很不利，极易感染肝吸虫病，甚至诱发肝癌。肝吸虫病是由肝吸虫寄生在人体肝内大小胆管所引起的一系列症状的一种寄生虫病，主要有腹泻、上腹部不适、肝肿大及嗜酸性粒细胞增高等各种临床症状。其传染途径是：感染者的粪便进入池水中，被淡水鱼虾吸食，鱼虾体内就会残留肝吸虫卵。健康人一旦进食这种未煮熟的鱼虾后，就容易被感染。

肝吸虫病对人体最大的威胁主要是肝、胆两方面。肝吸虫成虫一般有长达 10 ～ 25 年的寿命，普通肝吸虫患者体内少则寄生有十几条，多则寄生有几千条。不少患者因长期感染肝吸虫，出现肝胆系统的病理变化，如肝肿大、纤维化、胆结石、胆管炎、胆囊炎等各种疾病；如果病情严重，还会导致肝硬化、肝癌、胆管癌的发生。

当然，吃生鱼片的风险不仅仅是肝吸虫感染，还有其他寄生虫和病原菌感染，如异尖线虫和副溶血性弧菌等。

有人说，吃生鱼片的同时蘸芥末、喝清酒，不就能同时消毒杀菌了吗？市面上常见的是绿芥末，其主要成分是山葵根茎的提取物。芥末独有的清新气味和辛辣味道，使其对人的味觉、嗅觉有刺激作用，虽然在提升口感、去除腥味方面有积极作用，但是短时间地蘸芥末汁无法杀死任何寄生虫。实验证明，芥末杀菌作用随浓度增加而增强。此外，其杀菌作用还与处理时间有关，因为生鱼片在一定浓度的芥末中处理 90 ～ 120 分钟，才能达到杀菌效果，所以通过芥末汁杀死生海鲜中寄生虫的做法是完全不可行的。

其实，最有效杀灭海鲜中寄生虫和病原菌的方法是高温或冷冻。通常为了保持鱼肉的食用价值，以冷冻法处理为主。据了解，美国和欧盟的食品药品管理机构对鱼肉上市售卖之前的冷冻除虫处理有明确规定，如美国食品药品管理局要求鱼肉在零下 35℃冷冻 15 小时或在零下 20℃冷冻 7 天后方可食用，而欧盟则要求鱼肉在零下 20℃超过 24 小时后方可食用。这些政府机构都不赞成民众直接生食新鲜鱼肉，一般建议食用时加热到 63℃以上，以免感染寄生虫。而在 90℃和 60℃水中，分别可以在 1 秒钟和 10 秒钟内让鱼肉中的肝吸虫囊蚴全部死亡。因此，为了大家的健康着想，建议不要食用生鱼片和未熟透的鱼肉、醉虾等，尽量做到从根本上预防肝吸虫病。

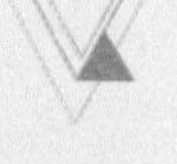

吃“无糖食品”能减肥

【真相】“无糖食品”主要指食物的成分中不含蔗糖，但其所含的其他成分（如淀粉等）在人体内同样会分解产生糖分。

【解析】近年来，市面上出现了一些“无糖食品”，如无糖饼干、无糖奶粉、无糖糕点、无糖麦片等。它们受到了不少减肥人士的青睐。其实，所谓的“无糖食品”，应当叫做“无添加糖产品”，即在生产和加工过程中，没有人工添加糖类甜味剂，如白糖、红糖、蜂蜜、麦芽糖等。至于产品本身是否就含有糖，或者是否含有能够在人体中分解成糖的成分，与“无糖食品”的标签是毫无关系的。

“无糖食品”并不代表就是低热量的食品。虽然很多食品中并没有添加糖或不含有天然糖类物质，但是其中仍含有大量能使人肥胖的高热量成分，如脂肪、淀粉之类的物质。例如，无糖巧克力虽然无糖，但其含有大量的可可脂；而无糖点心如脆脆的饼干，虽无糖，但含有黄油、奶油、淀粉等物质，这些物质所产生的热量比糖类更高。

因此，我们不要寄希望于通过“无糖食品”来达到减肥的目的。若要购买“无糖食品”，请关注食品包装上的这些信息：除了包装上的“无糖”标签，还应该看看配料表。如果食物配料含有淀粉糊精、环状糊精、精制面粉、米粉等，就需要小心对待，因为这些成分在配料表中排名越靠前，说明其含量越高。

其实从饮食角度来看，减肥的关键在于控制人体总热量摄入和膳食平衡。所以，食物是否“无糖”不是关键，“无糖”之后的“能量值”才是关键。如果有减肥需求，无须纠结是否应该选无糖食品，消费者更应该关注食品标签上标示的“能量值”。

坏水果削削还能吃

【真相】碰伤的水果短时间内可以吃，而发生霉变的水果最好丢弃。

【解析】水果口感好，营养价值也极高，所以我们在日常生活中常会购买一些水果来品尝。但是，有些人经常忘记及时吃买回来的水果，时间一久水果就容易腐烂变质，扔掉它们又比较可惜，吃了又怕对身体有害。

一般来说，产生烂果子的原因可以分为3类：一是磕碰引起的机械性损伤；二是低温引起的冻伤；三是微生物引起的霉变腐烂。

在这3类损伤中，机械性损伤是最常见的。因为碰撞变软的部位，细胞发生破损，一些无色物质被转化为深色物质，使得伤口呈现出特别颜色（其实，切开的苹果没有立即吃完，也会变成褐色）。碰伤的水果只是不好看而已，只要在碰撞后的短时间内吃完（别让细菌在上面繁殖），食用这类“坏果子”并不会影响我们的健康。

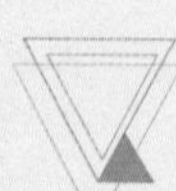

在冰箱里面放过的香蕉，会变得又黑又软，这也是细胞破损所致。如果没有细菌去抢占这些破损细胞的营养，这类“坏果子”也是相对安全的，只是味道和口感会差一点。但是，由于细胞破损，流出的营养物质供给了致病微生物，特别是为真菌的生长提供了良好条件，一旦被霉菌侵占，这样的水果就不能吃了。

其实与碰伤、冻伤水果不同的是，霉变的水果，垃圾桶才是它们最好的归宿。需要特别注意的是，即使把水果霉变部位去除再食用也未必安全，因为霉菌产生的展青霉素可以扩散到果实的其他正常部位。这样看来，还是把已经霉变的水果送进垃圾桶更保险。

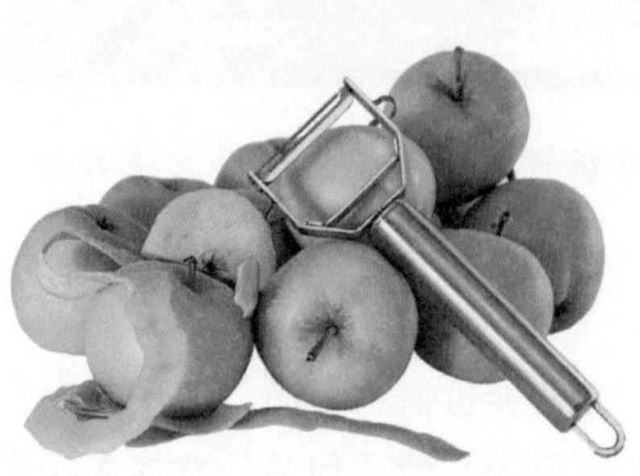

除此之外，我们

还经常碰到一些变味的水果。比如，放久的苹果散发出酒味，还能不能吃？如果在外观上没有明显的异常，口感上还可以接受，本着节约的原则，还是可以吃的。特别是苹果在长期储存过程中，可能因为苹果内部缺氧，转而进行无氧呼吸，所以将苹果内部的糖类物质转化为酒精。于是，我们就闻到酒味了。这里还是要同那些已经变软变黑发出酒味的苹果区别一下，这种发酵的苹果上很可能存在其他有害菌，最好按照霉变水果一样处理。

温度超过 100℃味精会致癌

【真相】味精的主要成分是谷氨酸钠，当温度超过120℃时，容易转变为焦谷氨酸钠。实际上，焦谷氨酸钠并不会致癌，只是没有鲜味而已。

【解析】在我国，味精曾是人们生活中不可缺少的调味品，然而从 20 世纪 80 年代起，关于味精的各种争议多了起来。有传闻味精有毒，并称其发明国日本已禁止食用味精，甚至还有人说当温度超过 100℃时，味精就会产生致癌物质——焦谷氨酸钠。味精到底能不能吃？安不安全？即使味精是安全的，食用的时候有没有什么禁忌？这些疑问存在于许多人的脑海中。

味精的主要成分是谷氨酸钠，其水解产物为谷氨酸。因为味精主要是从谷物类食物中提取的，所以味精也算是天然食品，并不是化工合成制品，是比较安全的增鲜剂。谷氨酸钠是一种状态并不稳定的物质，加热后极易脱水变为另一种稳定的物质——焦谷氨酸钠。味精溶解的最佳温度是 70 ～ 90℃；当超过 120℃时，其容易转变成焦谷氨酸钠。但实际上，焦谷氨酸钠并不会致癌，只是没有鲜味而已。此外，味精的说明上都会建议我们在出锅前放味精，这时温度并不太高，大家完全可以放心食用。“谷氨酸钠转化为焦谷氨酸钠会降低鲜味”是正确的，但是焦谷氨酸钠致癌，这个言论尚无科学证明。虽然焦谷氨酸钠有较弱的刺激性，但没有过敏反应，食用的时候基本无毒，对人体无害。

所以，从科学层面来看，所谓“味精致癌论”更多是危言耸听。值得注意的是，日常在食用味精时，考虑到谷氨酸钠的分子特性，酸碱性较大的菜品不宜加入味精调味。在谷氨酸钠盐中只有 L 型的具有鲜味，它的水溶液拥有的鲜味更纯正。在微酸性水溶液中，pH 值在 5.5 ～ 8.0 时，它的鲜味最浓；而 pH 值小于 4 时，鲜味较弱；pH 值大于 8 时它会形成二钠盐，这时它的鲜味就消失了。

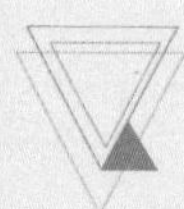

从口感的角度来看，添加味精时也要注意温度，70 ～ 90℃为最宜。炒菜一般在菜肴出锅前加入味精，可以防止其脱水生成焦谷氨酸钠而丢失鲜味；而凉拌菜要早放味精，使之充分溶解。

另外，味精的适宜浓度为 0.2% ～ 0.5%，因此添加的时候也要注意适量，一是不要将菜品的本味压制下去；二是过犹不及，过多摄入味精对身体也无益。这个原因和食盐一样，味精中含钠，高血压患者不宜多食。婴幼儿、哺乳期的产妇均不宜食用味精，否则会导致婴儿缺锌。另外，味精食用过多，会使人产生对其的依赖性，适量食用为好。

饮用水越纯净越好

【真相】纯净水缺少很多人体所需的微量元素。

【解析】现代社会，人们生活条件越来越好的同时，污染也越来越严重。因此，人们对于食品安全问题也愈发关注。但许多人矫枉过正地认为水也是越干净越健康，于是纷纷选择既干净又方便的纯净水作为家庭饮用水。

纯净水是天然水通过多种工序除去水中的杂质而得的饮用水。其实，纯净水在除去对人体有害的细菌、毒素、化学物质的同时，也除去了对人体有益的微量元素，如镁、钾、硒等。经常饮用纯净水的话，人体内的许多微量元素不仅得不到补充，反而会因为溶解于纯净水中被汗液、尿液带出体外，造成体内微量元素的再度减少。

健康的饮用水必须含有一定的矿物质。人体所需的十多种微量元素，主要来源之一就是饮用水。微量元素对于正在发育的青少年以及身体较弱的老年人尤为重要，喝纯净水长大的青少年可能会感到浑身乏力或提前患上心血管疾病。无机盐中含有的钙、磷是构成骨骼和牙齿的重要成分，如缺钙时儿童易患佝偻病。钾的作用主要是维持酸碱平衡，参与能量代谢以及维持神经肌肉系统的正常功能。“纯净水”“蒸馏水”中不含无机盐，因此青少年与老年人一定不要长期饮用纯净水，成年人也最好少喝纯净水。

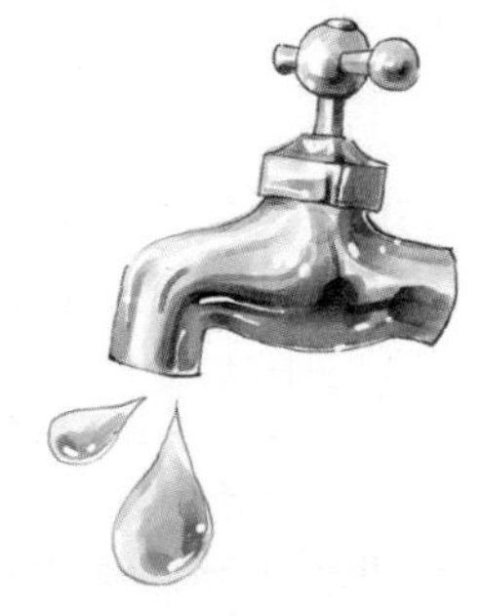

吃“血”可以补血

【真相】 对营养缺乏所致的贫血可以起到辅助治疗作用。

【解析】 贫血有缺铁性贫血、出血性贫血、巨幼红细胞性贫血和再生障碍性贫血几种类型。饮食调养一般对缺铁性贫血有较好的效果，而对其他类型的贫血则只能起到辅助治疗作用。

虽然动物的内脏器官与人体相对应器官的微量元素相近，通过食用这些内脏有助于吸收这些物质，但是这些营养物质的吸收，完全可以通过合理的膳食调节来完成，“以形补形”的想法并不科学。

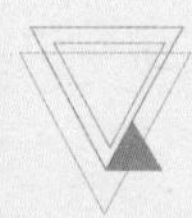

血细胞的主要成分就是红细胞，影响红细胞生成的主要因素之一就是铁元素。动物的血液中含有蛋白质以及铁元素，这些物质都是人体造血的原料。因此，从某种程度上来说，食用动物血确实有助于治疗因为营养缺乏所致的贫血。但是，造血原料来源广泛，单凭食用动物血是无法满足人体正常的造血需要的。此外，治疗贫血不能盲目吃动物血，如果人们一出现贫血就找血吃，这种做法就有很大局限性。

另外，动物血液中往往含有寄生虫及其虫卵、有毒物质、代谢废物和病菌。如果动物血液没有处理干净或者煮熟，人体可能就会因此被感染而患病。

针对因营养缺乏导致的贫血还可以适当吃一些营养食物，如蛋黄、大豆、黑木耳、瘦肉、红糖、桂圆、大枣等。血制品应该处理干净才能食用，同时应该禁止生吃动物的血液。

蛋壳、蛋黄颜色越深，营养价值越高

【真相】看颜色决定鸡蛋营养不靠谱。

【解析】鸡蛋在母鸡体内形成的时候，蛋黄的颜色来自于鸡食物中的脂溶性色素，而叶黄素是其中的代表。对于纯放养的鸡，它能摄取多少叶黄素完全取决于放养环境，如果能采食到青草、昆虫，蛋黄颜色就会较深；如果吃食中叶黄素不多，蛋黄颜色就会偏淡。而笼养和机械化饲养的商品蛋鸡，摄取的叶黄素取决于饲料。由于黄色较深的鸡蛋更符合人们的需求，饲养者通常会视情况额外在饲料中添加叶黄素，使鸡蛋黄品相更好一些，而叶黄素本身的营养价值微乎其微。

即使某个深色蛋黄的确是因为放养而形成，它与笼养蛋的营养也差别不大，更不会有特殊的保健作用。相反，由于商品蛋鸡的饲养都是经过严格规划的，它所产出的鸡蛋质量会更稳定。

至于蛋壳的颜色，则取决于鸡蛋在母鸡生殖道内的最后一个加工过程——子宫上皮分泌的色素均匀涂抹在白底的蛋壳上。具体分泌什么色素首先取决于母鸡的品种，其次与母鸡的饮食、健康等后天因素有关，个体差异影响也不小。可以确定的是，单凭蛋壳颜色不能确定鸡蛋是否土鸡所生。因为蛋黄、蛋白形成于蛋壳之前，所以蛋壳颜色无法直接影响鸡蛋的营养成分。

竹炭食品能排毒养颜

【真相】竹炭在体内不能被消化，更不可能进入血液去净化人体代谢所产生的毒素。

【解析】竹炭由于表面疏松多孔，像木炭一样具有良好的吸附功能，广泛应用于净水、除臭和净化空气上。然而最近，越来越多的食品也傍上竹炭的概念，宣称有“排毒养颜”的功效，受到很多年轻人的追捧。

所谓竹炭能“清除肠道垃圾，排毒养颜”，是根据竹炭的物理特性联想出来的夸张之词。其实，竹炭根本不是人类正常食物的组成部分。它在体内不能被消化，更不可能进入血液去净化人体代谢所产生的毒素。

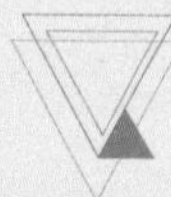

从理论上说，竹炭如果可以在体内发挥作用，那么也仅限在肠胃里。通过接触食物，竹炭可以无差别地吸附食物中处于离子状态的各种元素，也就是说，吸附的物质既包括有害的重金属元素，也包括食物中所含的钙、锌等有益微量元素。因此，靠吃竹炭来清理肠道，有可能会影响到人体正常的营养吸收，甚至造成营养不良。

此外，竹炭并未列入《食品添加剂使用卫生标准》。《食品添加剂使用卫生标准》规定，植物炭黑可作为着色剂用于糖果、大米制品、小麦粉制品、糕点、饼干等的生产加工；植物活性炭可作为食品工业用加工助剂使用，但应在制成最终产品前除去。竹炭是否与植物炭黑、植物活性炭等同，还难以判定。

竹炭和活性炭都是经过高温炭化后的产物，但是活性炭在炭化后还要经过一道非常重要的工序：活化，即进行高温催化或化学催化之后再经过酸洗或水洗、烘干。经过活化处理后，活性炭的微观结构将发生很大改变。而竹炭的加工过程并没有标准，大部分也没有经过活化步骤。

中国疾病预防控制中心营养与健康所的专家表示，符合《食品添加剂使用卫生标准》的添加剂都是经过严格评估的，只要按规定剂量加入，其安全性就可以得到保证。而未列入标准的非食品添加剂，如果安全性未经过风险评估，很难保证安全性。因此，对于时髦的竹炭食品，我们不应该对其能排毒养颜抱有奢望。

多吃水果餐能减肥

【真相】长期食用水果来当正餐，会导致营养不均衡，而且吃得过多会因为摄入糖分过量而达不到减肥的目的。

【解析】水果是平衡膳食的重要组成部分，《中国居民膳食指南（2016）》指出人们可天天吃水果，保证每天食用 200 ～ 350 克新鲜水果，果汁不能代替鲜果。新鲜水果中的水分占 85% ～ 90%，富含维生素 C、钾、镁和膳食纤维（纤维素、半纤维素和果胶），因为水果体积大、水分多、饱腹感强，而且能量密度不高，所以很多人会选择水果来作为减肥食谱。但是水果中缺少维生素 B_{12}，铁、钙、蛋白质和脂肪含量也很少，其含有的粗纤维和特殊营养成分都不如绿叶类蔬菜含量高。人体每天需要约 50 种营养物质才能维持生存，而蛋白质和脂肪都要达到一定量才能维持组织器官的更新与修护。如果长期把水果当正餐吃，会导致人体营养不均衡，易患贫血疾病。

五谷杂粮含有大量的糖类、蛋白质、脂肪，也含有较多的膳食纤维和维生素，很适合长期食用。肉蛋蔬菜等食物，含有维生素及矿物质，能够增加人体所需的营养，可以保持身体健康，同时也能预防和减少各种“文明病”。水果只能作为营养物质的补充，而不能代替其他食物。其实只吃几个水果就当一顿饭的做法，对身体是有害的。

此外，水果的味道诱人，常常让人爱不释口。人们一不留神，就会吃得过多，而水果中的糖属于单糖和双糖，易被人体吸收。因此，人体食用过多水果，会因摄入糖分过多而达不到减肥的目的，如果正餐后再吃水果，甚至适得其反。

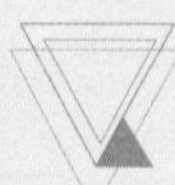

利用水果减肥的健康方法是均衡膳食，做好食物间的搭配。利用水果来控制体重，并不是完全靠吃水果来减肥，而是在合理控制总热量的情况下，利用水果能量密度低，容易饱腹的作用，从而食用低热量饮食，达到控制体重的目的。

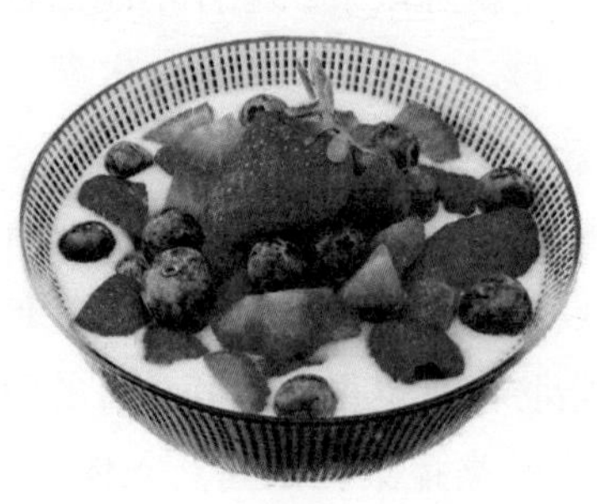

吃香蕉能润肠通便

【真相】只有熟透的香蕉才有润肠通便作用。

【解析】并非所有的香蕉都具有润肠通便作用，只有熟透的香蕉才有上述功能，生香蕉不仅不能通便反而可能导致便秘。

香蕉含有丰富的膳食纤维，能令粪便的容积量增大，并促进肠蠕动。同时，香蕉的含糖量超过15%，且含大量水溶性的植物纤维，能引起高渗性的胃肠液分泌，从而将水分吸附到固体部分，使粪便变软而易排出。

但是如果食用生香蕉，不仅不能通便，反而可能加重便秘。因为没有熟透的香蕉含有较多的鞣酸，其相当于灌肠造影中使用的钡剂，比较难溶，且对消化道有收敛作用，会抑制胃肠液分泌并抑制其蠕动。大多数香蕉为了便于保存和运输，不能等它熟了再采摘，而是在香蕉皮青绿时就得摘下。因此，我们吃到的香蕉很多是经过催熟的，虽然已尝不出生香蕉的涩味，但其中的鞣酸成分仍然存在。鞣酸具有非常强的收敛作用，最典型的是胃肠道功能较弱的老人、孩子吃过香蕉之后，非但不能帮助通便，反而会发生便秘。

其实除了香蕉，还有很多可以起到润肠通便作用的食物，如苹果、红薯、玉米等。苹果含有丰富的膳食纤维——果胶，

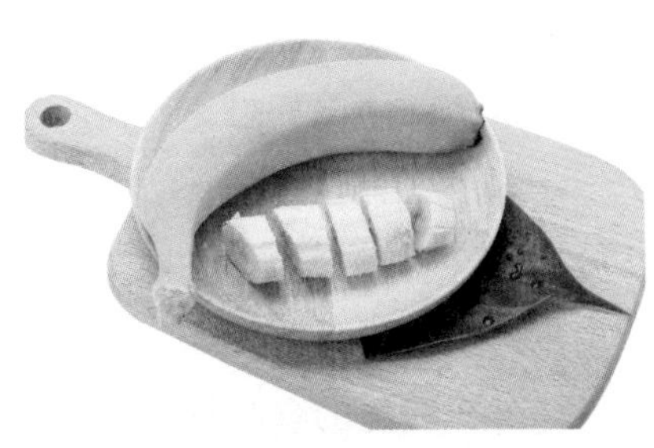

可以吸收本身容积2.5倍的水分，使粪便变软易于排出，而且其作用十分柔和，尤其适合老人和婴幼儿。

“胶水牛排”不是安全食品

【真相】卡拉胶可以在各类食品中按照生产需要适量使用，因此可以在肉里使用。

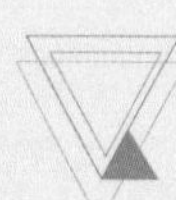

【解析】牛排按加工方式不同，可分为原切牛排和重组牛排。原切牛排是指未经任何预处理、直接切割包装的整块牛外脊、牛里脊，属于生鲜肉类。重组牛排借助机械和添加辅料（食盐、食用复合磷酸盐、动植物蛋白、淀粉、卡拉胶等）使肉颗粒或肉块重新拼接而成，如通过使用卡拉胶、谷氨酰胺转氨酶（TG酶）对碎肉块进行涂抹，并对涂抹过的肉进行捆压、冷冻，最终形成完整的牛排。“胶水牛排”价格低，口感嫩，销量高，这种肉在美国等地区的肉类市场占有很大的比例，目前国内市场该类产品也占有一定比例。超市中这类重组牛排比比皆是，且价格不一定比原切牛肉便宜，网购更是拼接牛肉重要卖场，而在餐饮行业这种现象也比较普遍，尤其是快餐业。那这种“合成牛排”有没有食品安全问题呢？根据国家最新颁布的国标《GB2760–2014》附录A1规定的卡拉胶适用范围的八大类中没有肉制品这一类，但是国标附录表A2中指出卡拉胶可以在各类食品中按照生产需要适量使用，因此可以在肉里使用。

此外，我国的食品添加剂都是通过食品安全评估证明安全、对人体健康无害后才允许使用的，并严格规定了使用范围和剂量。卡拉胶是从麒麟菜、石花菜、鹿角菜等红藻类海草中提炼出来的亲水性胶体，具有可溶性膳食纤维的基本特性，在体内降解后能与血纤维蛋白形成可溶性的络合物，可被大肠细菌酵解成 CO_2、H_2、沼气及甲酸、乙酸、丙酸等短链脂肪酸，是益生菌的能量源，有益于人体的肠道健康。

而随着家庭烹饪方式的改变，调理肉也越发受欢迎，如超市卖的骨肉相连、羊肉串等都属于调理肉制品，通常只需要很简单的煎炸或烤制就可以食用。谷氨酰胺转氨酶（TG 酶）是目前食品工业界应用较多的酶制剂之一，在肉制品、水产品、面制品、食品包材等领域应用极为广泛。其在动植物体内普遍存在，且本身就是可以被消化的蛋白质，因此安全性很好。

而卡拉胶则是一种来自海藻的食品添加剂，也是可溶性膳食纤维，是合法的食品添加剂，并具有相当高的安全性。

肉是牛肉，使用的辅料也是允许的，似乎不存在食品安全问题。但是在重组肉加工过程中，如果生产环境控制不好会增加肉制品细菌感染的概率，这也是食品生产过程中的共性问题，为此农业部对重组肉各环节都有严格的要求，在出厂前要求检验是否有致病菌。所以，只要是正规厂家生产出的合格产品完全可以放心食用。

另外一点需要注意，肉是微生物天然培养基，碎肉感染微生物的概率要远远大于整块肉，而重组肉又是经过多道工序，更是大大增大了细菌感染的概率，因此消费者购买这种“合成牛排”回家烹饪的时候一定要煮熟，增加烹饪的时间，最大限度降低风险。

现磨现配的“养生粉”更好

【真相】不是所有食物打成粉都能吸收得更好。

【解析】随着大家对养生的重视，打着“现场制作、无添加”的现磨“养生粉”受到很多人的青睐。大枣、薏米仁、黑芝麻、瓜子，再加上百合、茯苓、山药、莲子等，将它们放在机器里打磨1分钟，“养生粉”就新鲜出炉了。购买者普遍认为，这些五谷杂粮、中草药材，都是天然的，又是现场磨配，吃了放心。

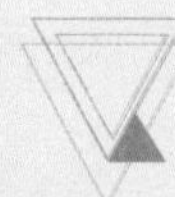

实际上，像桂圆、山药、芡实、枸杞、大枣、核桃，本身就是药食同源的食物，虽然作为辅助性保健食品，这些搭配没有问题，但从营养角度来说，每种食物都有最适合的烹调方法，不是所有食物打成粉都能被人体吸收得更好。比如，薏米仁中的膳食纤维、B族维生素，需通过水解后才能更容易被人体所吸收，所以薏米仁煮粥、煲汤吃最好。而葡萄籽，其中含有的原花青素需要通过一定技术萃取出来才能供人体吸收，单靠打磨成粉，无法获得有效营养成分。

另外，在磨粉前，一些谷类、豆类和菜籽等都已制熟，而有些药食同源食物的生熟功效是不一样的。比如，生薏米仁偏于清利湿热，熟薏米仁则偏于健脾胃。

而像何首乌、葛根、酸枣仁、五味子等也是“养生粉”的常用原料。那么这些食疗中药是否可以随意搭配呢？中药食疗应根据药性，科学配伍，合理搭配，要因人、因地、因时而异。如果将中药材磨成粉加在“养生粉”中，对不同体质的人来说，选择错误很可能会适得其反。

事实上，“千人一方”是不可取的，对于“养生粉”也一样，每个人体质寒热不同，选择“养生粉”也应因人而异。建议大家加工“养生粉”时不要随便加入中药材，必要时也必须遵照中医师的建议。

一些人认为“养生粉”健康，就用“养生粉”来代餐。这种做法是不可取的。“养生粉”只是一种保健类食品，绝不能代替主食，可偶尔吃点这类食物调节一下。健康人群若长期以此当早餐或是追求某种“疗效”长期大量服用，对其健康也是不利的。

特别是高血糖人群，最好少选用“养生粉”，因为食材被加工成粉后，更容易消化吸收，不利于体内血糖的控制。

此外，为避免“养生粉”变质，在购买时应尽量少买，并尽快食用，注意密封、避光、低温保存。

无籽水果是涂了避孕药

【真相】无籽水果可能是人工培育的品种，也有可能是用植物生长调节剂处理后得到的，与避孕药无关。

【解析】吃葡萄不吐葡萄皮，但你要吐葡萄籽。如果葡萄没有籽呢？有人认为无籽葡萄涂了避孕药，孩子吃了会绝育！民间关于避孕药的传说挺多，比如给黄瓜涂避孕药、给葡萄喷避孕药、给黄鳝和螃蟹喂避孕药等。

植物的雌蕊经过授粉（受精）之后，胚珠变成种子，子房变成果肉，子房的外壁就变成了果皮——这是大多数植物果实形成的过程。但在一些特殊情况下，有些植物不经过受精，子房就能发育起来。这样长成的果实就没有籽，或者只有一些发育不良的籽。这类果实中，最常见的有香蕉、蜜橘、西瓜、葡萄、西红柿等。

无籽果实拥有三大优点：

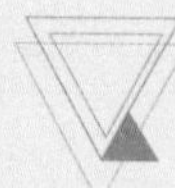

1. 营养更多：种子的形成和发育需要消耗营养，因此无籽果实通常营养更多，糖分更多。

2. 产量更稳定：花授粉需要借助风、虫媒、温湿度等条件，一旦条件不适合，授粉受到影响，果实就结不出来，而无籽果实不依赖授粉，因此产量也更稳定。

3. 更耐储存：种子在果实里要呼吸和消耗营养，因此同一种植物，有籽的果实更容易腐坏，如无籽西瓜就比有籽西瓜更耐储存。

无籽果实的得来与所谓避孕药毫无关系。其有些是利用“三倍体技术”培育的。比如野生香蕉是二倍体，其实是有籽的，而且很硬，多到无法下嘴。后来，通过杂交和不断选育，得到了变异的无籽香蕉品种。再后来，

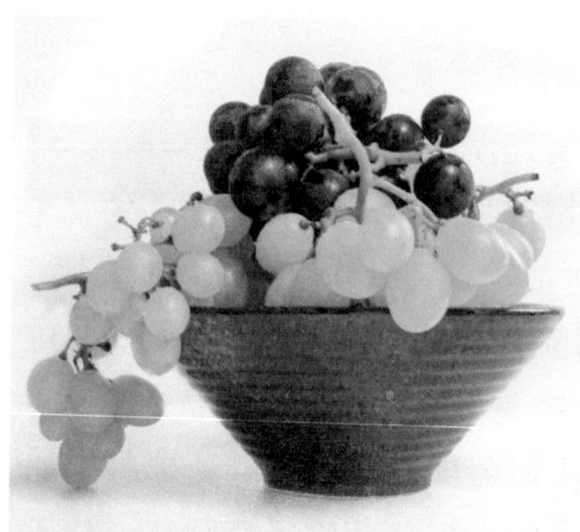

人们又引入三倍体技术，到目前为止，我们吃到的香蕉已经都是三倍体了，类似的还有三倍体无籽西瓜、三倍体无籽葡萄。

有些水果可以通过筛选天然的变异植株获得，如蜜橘、猕猴桃、葡萄、石榴、蜜柚等，虽然它们都是常见的有籽水果，但经过筛选、杂交、选育，已经培育出天然的无籽品种。

有些水果需要特殊处理，让它觉得自己受精了，然后它就开始发育果实。例如，用土豆花粉处理番茄（它俩都是茄科植物），可以得到无籽番茄；用赤霉素处理有籽葡萄，可以得到无籽葡萄。

虽然无籽水果无法通过种子繁殖，但它们自有办法。例如，香蕉可以通过侧芽扦插的方式繁殖，而无籽葡萄、无籽蜜橘也同样可以通过扦插、嫁接繁殖。有一些无籽水果需要专门育种才能种植，如无籽西瓜。西瓜是一年生的植物，因此无法嫁接、扦插。首先，它用秋水仙素或除草剂诱导获得四倍体西瓜；其次，用二倍体西瓜和它杂交，得到三倍体西瓜；然后，用三倍体西瓜的籽播种；最后，用二倍体西瓜的花粉刺激，就能得到无籽西瓜。

实际上，在水果种植当中用得较多的是“植物激素”，又叫植物生长调节剂，它们是在农业中应用非常广的物质。它们曾被广泛用于无根豆芽的发制。实际上，它们的安全性挺高的，欧美日国家均在使用。

植物激素的作用很奇妙，用多了会有相反的效果，因此果农不会多用，这叫“自限性”。而且这些植物激素主要用在开花前和刚开花后的一段时间内，等到水果收获时，其残留已经几乎检测不到。

植物激素和人的激素没什么关系。植物激素用在人身上可谓“对牛弹琴”，同样，人的避孕药用在植物上也是风马牛不相及。

总之，无籽葡萄既有可能是人工培育的品种，也有可能是用植物生长调节剂处理后得到的品种，但无论哪一种情况都不是使用避孕药生产出来的。

甜水果都打了甜蜜素

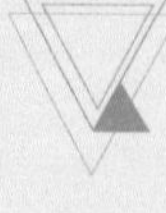

【真相】甜蜜素的安全性很高，作为甜味剂，它广泛用于饮料、罐头、糕点等食品，但生鲜水果不允许其的使用，如果非法使用，也无法实现这一操作。

【解析】现在市面上销售的很多水果比较甜，甚至网上还曾传出一个“种植户”侃侃而谈如何让自己的柑橘变甜。其中他提到要打“甜蜜素”，还说很多水果都需要打，包括西瓜、橘子、柚子、橙子等。事实真的是这样吗？

甜蜜素的学名是环己基氨基磺酸钠，是一种人工合成的甜味剂。适量地摄入甜蜜素并不会对人体产生危害，如果过量摄入，会对人体的肝脏和神经系统造成危害，特别是对代谢排毒能力较弱的老人、孕妇、小孩危害更明显。作为甜味剂，它广泛用于饮料、罐头、

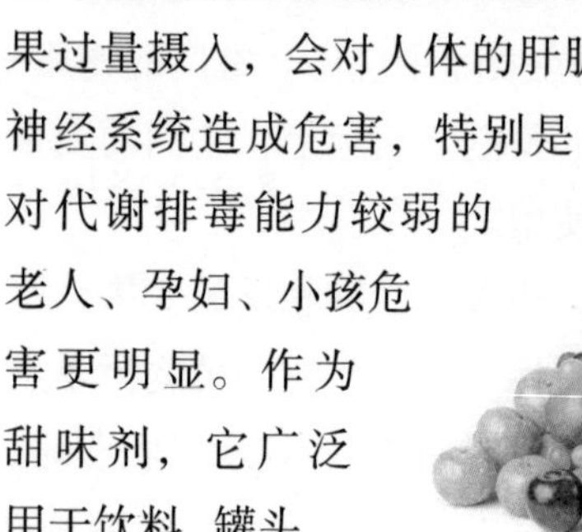

糕点等食品，但生鲜水果中不允许使用该物质。

即便允许使用，要想将甜蜜素“打进”水果，也不是那么容易的。水果“打药”，通常有两种理解，一个是喷洒，一个是打针。

打针是不可能的，一方面是因为留下的针眼会成为细菌、霉菌入侵的通道，水果容易烂掉；另一方面，打针无法保证甜蜜素在水果内均匀分布，弄不好还影响口感。对于西瓜这样的实心水果，要将药水打进去还真不容易。

如果是喷药，似乎也不太可能。甜蜜素是水溶性的，几乎不溶于有机溶剂，穿透水果表皮蜡质层不太容易。更重要的是，就算甜蜜素喷在水果表面能吸收，但如何确保一树果子都均匀吸收呢？尤其是像柚子、橙子这样果皮很厚的水果，从表皮吸收甜蜜素并转移到果肉，可没你想的那么简单。

纯天然食品 = 有机食品 = 绿色食品

【真相】我国只有有机食品、绿色食品、无公害食品的认证体系，且三者的标准不同。目前并没有纯天然食品认证体系。

【解析】纯天然食品，又叫自然食品。不少人会认为纯天然的就是好的，但来源于天然资源加工而成的食品或添加剂，未必就一定是安全卫生的绿色食品。因为，天然植物如果受被污染的土壤、水源、空气及农药等因素的影响，一些有害成分也会残留在植物内。而且，如果天然植

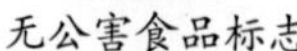
无公害食品标志

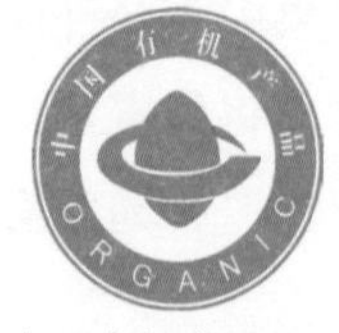

中国有机食品标志

绿色产品标志

物在种植、收获、储存及制作过程中没有严格的质量控制，就更难保证它的食用安全性。

在我国，无公害食品、绿色食品、有机食品都是需要经过严格认证的。其中，绿色食品分为A级和AA级。A级是指生产环境符合绿色食品产地环境质量标准，限量使用限定的化学合成生产资料，产品质量符合绿色食品产品标准要求。AA级也叫有机食品，除了生产环境符合标准，在生产过程中不使用农药、化肥、食品添加剂等。

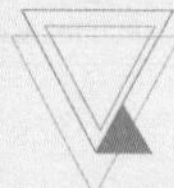

无公害农产品是指产地环境、生产过程和产品质量符合国家有关标准和规范的要求，经认证合格的优质农产品及其加工制品。

按照标准来衡量3种食品，有机食品要求最高，绿色食品次之，最后是无公害食品，这些产品都会有相应的标志。

我国有严格的食品认证体系，农业部启动的“无公害食品计划”确立了“无公害食品、绿色食品、有机食品”发展战略，这3种产品的包装上都有规范的标志、认证编号以及厂名、厂址及认证的有效期限。而目前市场上一些产品宣传的所谓“纯天然”食品则属于商家为其产品戴上的“美丽光环”。消费者在选择绿色食品、有机食品时一定要认清标志。

晚餐不吃米面更容易减肥

【真相】其实，相对主食的淀粉，甜食才是更该限制的食物。

【解析】米面属于主食，其主要成分是淀粉类物质，是人体能量的主要来源。有人认为晚餐不吃米面有减肥效果。若晚餐不吃淀粉类物质，胰岛素的分泌会减少，连带效应则是体脂肪的合成减弱。但维持身体功能仍然需要能量，能量除了来自三餐吃的蔬菜及蛋白质，还有就是来自体内脂肪和肌肉的消耗。

如果只有一餐不吃米面并无不可，但前提是没有糖尿病、肾脏病及痛风，否则一餐不吃淀粉也可能影响血糖、肾功能及尿酸。以糖尿病患者为例，如果其晚餐没吃淀粉，夜里可能会发生低血糖，或者第二天早上出现反弹性高血糖的状况。所以并不建议晚餐不吃淀粉，否则是“赚了股利（减肥），赔了股本（健康）”。

淀粉类的代谢产物是二氧化碳和水，而蛋白质的代谢产物是含氮废物，需由肾脏代谢。若晚餐不吃淀粉，而以肉类及蔬菜代替,那么过多蛋白质的代谢会增加肾脏负担。为控制体重，应整体性均衡地减少热量，而不是单吃肉类、蔬菜，而不吃主食。面、饭、水果等含糖类食物是身体重要的能量来源，能够刺激胰岛素，让血糖维持稳定，吃太多会堆积成脂肪，吃太少会使身体无法获取足够的能量。

减肥的方式必须是能够长期落实的生活方式，否则体重很容易在恢复原有饮食方式或者停止运动后反弹。若要晚餐长期不吃淀粉类食物，就得考虑它对健康的影响；若只是短期执行，则要考虑体重反弹的问题。

其实，减肥期晚餐可摄取少量全谷类，如吃半碗糙米饭。因为全谷类中的矿物质和B族维生素有助于热量代谢。更重要的是，没有吃淀粉类主食会容易饿，或是弥补性地摄取过量肉类，虽然体重看似减轻了，但脂肪却摄取过多。

正确食用法：早餐多量、午餐中量、晚餐少量。减肥时期三餐的饭、面、淀粉类及水果应采用“倒三角”的方式摄取。比如早餐吃一碗饭，午餐的饭就吃八分满，晚餐只吃半碗，且水果最好选择在早上吃。

至于三餐的蔬菜和蛋白质则以“正三角”方式来摄取。早餐通常蔬菜吃得较少，中餐的蔬菜量通常也不足，因此，可通过晚餐补足一天所需的蔬菜量。现代人很难做到餐餐都营养均衡，但可以要求自己做到一整天营养均衡。

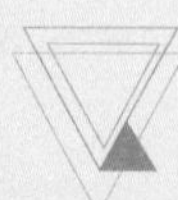

蛋白质也是重要营养素，人体就算不食或少食淀粉也不容易有饥饿感，但晚餐最好选择低脂肉类，如鸡胸肉等。油脂高的肉类晚餐对减肥者来说是大忌。其实，相对主食中的淀粉，甜食才是更应该限制的食物。

最后说一句，要想体重降下来，还要不反弹，必须搭配有氧运动及肌力训练，才能真正做到健康减肥。

吃榴莲后喝牛奶会中毒

【真相】吃榴莲后喝牛奶可能造成消化不良，但不会导致中毒。

【解析】“吃榴莲之后饮牛奶，毒过眼镜蛇，又一中国游客因此客死泰国异乡，年仅 28 岁……”在微博、微信网络平台曾经热传的一条信息，让喜欢吃榴莲的人们“吓了一跳”。这些流传甚广的“榴莲害人”消息到底靠不靠谱？

吃大量的榴莲、喝大量的牛奶，可能会造成消化不良，导致肠胃不适，但如果说会出现中毒甚至更严重的反应，是没有科学依据的。在临床上，也从没有遇到因“榴莲与其他食物同食”而导致疾病的病人。

食物相克的说法，在民间向来流传甚广。对此有营养学专家表示，生活中产生食物相克甚至致人死亡的说法，很可能是偶然巧合导致的以讹传讹，或是食物污染中毒，或是因一些人的特殊体质而产生的食物过敏，并非食物天生“相克”。

虽然临床中并未发现食物相克导致中毒的病例，但饮食引起的不适症状往往与自身基础疾病有关。因此，那些对某些食物有所禁忌的人群在饮食方面的确需要谨慎一些。

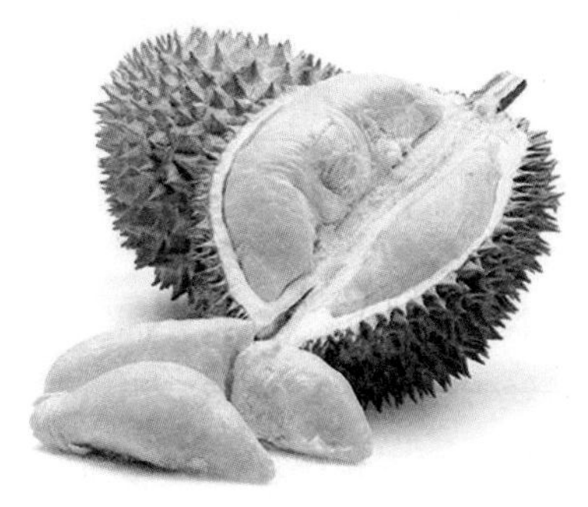

大果灵处理的水果有害

【真相】在我国，大果灵是一种允许使用的合法农药。

【解析】大果灵，又名吡效隆、氯吡脲、CPPU、KT30等。大果灵并不是什么新奇的东西，而是一种已经广泛应用在水果和蔬菜上的植物生长调节剂。大果灵最早出现在20世纪80年代初，它是一种具有细胞分裂素活性的植物生长调节剂，有促进果实生长、个头增大、增加重量的作用。所以，人们又叫它“膨大剂”或者“膨大素”。

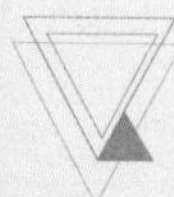

在我国，大果灵是一种允许合法使用的农药。我国标准GB2763《食品中农药最大残留限量》中规定，大果灵可以用于黄瓜、猕猴桃、葡萄、西瓜和甜瓜等果蔬中，其中在猕猴桃和葡萄中每千克最大残留量不得超过0.05毫克，其他果蔬中每千克最大残留量不得超过0.1毫克。

世界卫生组织对大果灵的安全性进行评估认为，大果灵的每日允许摄入量值为每千克体重不超过0.07毫克。对于普通成年人来说，日常饮食中果蔬里的那点残留量很难超标。

在通常条件下，“膨大剂”的降解速度很快，一般喷洒到植物上24小时后就有60%发生降解。即使进入动物体内，“膨大剂”也不会赖着不走，实验证明老鼠吃下去的“膨大剂”在7天后就只有2%存在于老鼠体内。

从目前的实验结果来看，“膨大剂”还算安全。虽然至今还没有因接触大果灵致癌的相关报道，但低剂量大果灵对肝、肾功能的长期影响仍在进一步研究中。

很多人担心大果灵对人体有害，其中一个流行的观点就是认为植物激素会导致儿童性早熟或者发育不良。其实，植物激素并不会导致人和动物性早熟，因为植物激素和人体的激素，从化学结构到生理功能都不一样。

其实，植物激素只作用于植物体，动物激素仅作用于动物体。此外，植物激素大都是小分子，而动物激素主要是大分子的蛋白质和多肽，两者的结构不同，作用机理也完全不一样，就好比不同操作系统下的软件只能被对应的操作系统所识别和使用一样。

那么，用大果灵处理的水果成熟快、个头大，“揠苗助长”，营养价值会不会降低？其实，在农业生产中使用大果灵可以促进果蔬生长，增加产量，水果的营养价值也不一定都会降低。相反，恰当地使用大果灵还能增加一些果实的营养价值。

研究发现，在猕猴桃中适量使用大果灵有利于提升猕猴桃中维生素 C、氨基酸、总酸等营养物质含量；在甜瓜中适量使用大果灵有利于增加含糖量，增加甜瓜产量。

不过还是有人不放心，担心果农和商贩过量使用大果灵。目前来看，这是人们最有理由担心的地方。但事实上，除了考虑成本因素，植物激素的使用也有一个特殊的性质：少量用有好处，用多了有坏处！比如，用催熟剂催熟水果，如果量用多了，水果会成熟过快，容易腐败，反而不利于运输和贮存。另外，使用过多植物激素也不利于提高果蔬的营养价值。

有研究发现，当用每升浓度 5 毫克的大果灵处理猕猴桃后，猕猴桃中的维生素 C 和 β - 胡萝卜素含量均有显著增加，但当用每升浓度 10 毫克以上高浓度的大果灵处理猕猴桃后，猕猴桃中维生素 C 和 β - 胡萝卜素的含量明显下降。所以，明明用很低的量就能达到效果，过量添加只会增加成本，而且还会损害自身的利益，果农显然知道该怎么做。

总体来看，大家认为使用大果灵的果蔬不安全或者营养价值降低，都还缺乏科学数据的支撑。对于始终不放心大果灵安全性的人们来说，好消息是大果灵可以溶解于水中。因此，用水清洗和浸泡可有助于去掉果蔬中残留的大果灵。所以，如果大家实在担心水果有大果灵残留量，平时吃水果的时候，不妨多用清水冲洗。

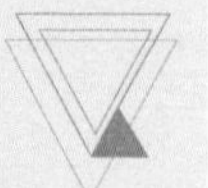

喝弱碱性的水才利于健康

【真相】水的酸碱性不可能改变人体的酸碱度，所以也不会影响人体健康。

【解析】无论弱酸还是弱碱性水，喝到肚子里都会变成酸性的，因为我们胃里有 pH 值 2.0 左右的盐酸。然后到了肠道，又会随着肠道环境变成碱性。

人体有一个精密的缓冲体系，比如血液的酸碱值正常范围是 7.35 ～ 7.45，只有这样才能保证各种生理功能的正常运行。水的弱碱性来自于水中的矿物质，但这些微量的矿物质对人体的生理影响根本无法与来自膳食的宏量营养素相提并论。就连这些所谓的酸性食物、碱性食物也不能大幅改变我们体液的酸碱环境，更何况水呢？

其实，人体的酸碱度和食物的酸碱性是两个完全不同的概念，人体的酸碱度是靠缓冲系统和肾脏来调节而不是食物，且食物也不可能改变人体的酸碱度。蔬菜水果之所以能预防一些慢性疾病是因为它们产生的能量低，且富含维生素、矿物元素、膳食纤维等，而不是碱性的作用。

所以，别再被商家的噱头骗了，食物的酸碱性对人体的酸碱度并没有影响。

猪肉里的“白条”是寄生虫

【真相】猪肉里的“白条”其实只是猪的肌腱，也就是我们平常说的“白筋”。

【解析】购买猪肉后发现其中能扯出一条条“白虫”（一些地方将其描述为“钩虫”），甚至“水煮、油炸都不死”，这是寄生虫吗？

其实钩虫是寄生在动物肠道内的，在肌肉组织里并不会发现它的身影。而真正有可能出现在猪肉里面，并且可以肉眼看到的寄生虫，则是猪带绦虫的幼虫形态——囊虫。它们在猪肉里是呈现米粒状的白色颗粒，这种情况也就是我们平常说的“米猪肉”“豆猪肉”。这种幼虫被人吃到才有机会在人的肠道内孵化为成虫，猪只是它们的“传染跳板”，而在猪肉中它们并不会呈现长长的线状。此外，猪旋毛虫的情况也是类似的。

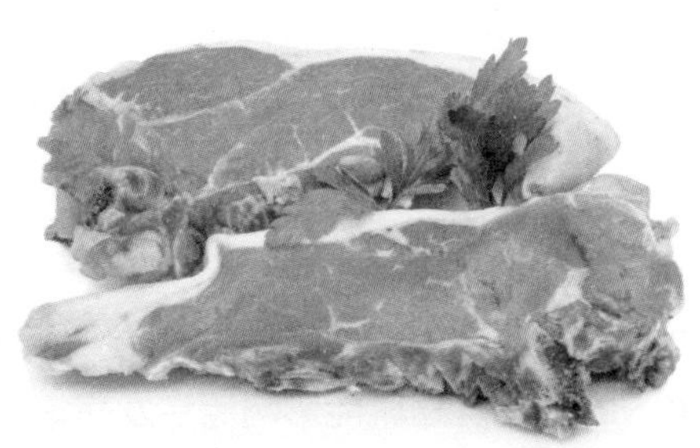

网络上传播的

很多“猪肉有虫”的图片，其中的白色条状物其实只是猪的肌腱，也就是我们平常说的“白筋”。它们是正常的组织结构，和寄生虫没有任何关系。

如果你买到的部位是猪小腿、猪蹄或者猪尾，那么在切割的断面上看到这个东西就再正常不过。因为猪尾和猪蹄的动作比较复杂精密，需要控制的方向也多，所以这几个部位的肌肉和骨骼之间连接的肌腱也较为致密、狭长而且独立。它们会呈现出一条条的筋索状，将其与肌肉组织剥离开之后，看起来就会有点像是白色的“虫子”。

如果拿人体作为类比，可以摸一摸自己的手背和脚背，所谓的“手筋脚筋”也就是这样的肌腱组织。

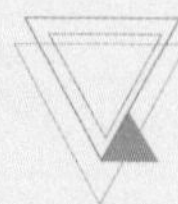

“超级食物”可防癌

【真相】实际上，不存在什么超级食物。

【解析】蓝莓、甜菜根、西兰花、大蒜、绿茶……无数种食物被人们寄予了预防癌症的厚望，有数千家网站都声称这种或那种食物可以防癌。其实，这些宣称不过是商业销售手段而已，完全没有科学依据。不过，这并不意味着我们无须在意食物的选择。

一些食物确实比另一些食物要健康，偶尔来点儿蓝莓和绿茶当然可以成为健康平衡膳食的一部分。虽然多吃水果蔬菜对健康大有裨益，但是指望吃某种蔬菜能防癌是没有意义的。我们的身体非常复杂，癌症也是如此，所以号称单一的某种食物就能影响癌症发病率实在是想得太简单了。

数十年来，越来越多的证据都证明了一个事实，那就是只有长期坚持健康的生活方式，如合理膳食、不吸烟、不饮酒、多运动以及保持健康体重等，才能降低癌症发病率。

合理膳食健康教育核心信息及释义

一、食物多样，谷类为主

平衡膳食模式是最大程度保障人体营养需要和健康的基础，食物多样是平衡膳食模式的基本原则。每天的膳食应包括谷薯类、蔬菜水果类、畜禽鱼蛋奶类、大豆坚果类等食物。建议平均每天摄入 12 种以上食物，每周摄入 25 种以上食物。谷类为主是平衡膳食模式的重要特征，每天摄入谷薯类食物 250 ～ 400 克，其中谷类和杂豆类 200 ～ 300 克，薯类 50 ～ 100 克；膳食中碳水化合物提供的能量应占总能量的 50% 以上。

二、“吃动”平衡，健康体重

体重是评价人体营养和健康状况的重要指标，吃和动是保持健康体重的关键。各个年龄段人群都应该坚持天天运动、维持能量平衡、保持健康体重。体重过低和过高均易增加疾病的发生风险。推荐每周应至少进行 5 天中等强度的身体活动，累计 150 分钟以上；坚持日常身体活动，平均每天主动身体活动 6000 步；尽量减少久坐时间，每小时起来动一动，动则有益。

三、多吃蔬果、奶类、大豆

蔬菜、水果、奶类和大豆及豆制品是平衡膳食的重要组成部分，而坚果是膳食的有益补充。蔬菜和水果是维生素、矿物质、膳食纤维和植物化学物的重要来源，奶类和大豆类富含钙、优质蛋白质和B族维生素，对降低慢性病的发病风险具有重要作用。提倡餐餐有蔬菜，推荐每天摄入300～500克，深色蔬菜应占食物的一半比例。天天吃水果，推荐每天摄入200～350克的新鲜水果，果汁不能代替鲜果。吃各种奶制品，推荐摄入量相当于每天液态奶300克。经常吃豆制品，推荐每天摄入25克以上的大豆，同时可适量吃些坚果。

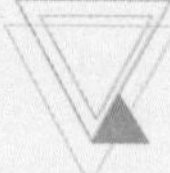

四、适量吃鱼、禽、蛋、瘦肉

鱼、禽、蛋和瘦肉可提供人体所需要的优质蛋白质、维生素A、B族维生素等，其中某些种类的鱼、禽的皮和内脏以及蛋黄也含有较高的脂肪和胆固醇，建议高胆固醇患者少吃。动物性食物优选鱼和禽类，鱼和禽类脂肪含量相对较低，鱼类含有较多的不饱和脂肪酸；蛋类各种营养成分齐全；吃畜肉应选择瘦肉，瘦肉脂肪含量较低。过多食用烟熏和腌制肉类会增加肿瘤的发病率，应尽量少吃。推荐每周吃鱼280～525克，畜禽肉280～525克，蛋类280～350克，平均每天摄入鱼、禽、蛋和瘦肉总量120～200克。

五、少盐少油，控糖限酒

我国多数居民日常食盐、烹调油和脂肪摄入量过多，这是高血压、肥胖和心脑血管疾病等慢性病发病率居高不下的重要因素。因此，人们应当培养清淡饮食习惯，成人每天摄入食盐不超过 6 克，每天烹调油 25 ～ 30 克。过多摄入添加糖可增加龋齿和超重的风险，推荐每天摄入糖不超过 50 克，最好控制在 25 克以下。水在生命活动中发挥着重要作用，应当足量饮水。建议成年人每天饮用 7 ～ 8 杯（1500 ～ 1700 毫升）水，提倡饮用白开水和茶水，不喝或少喝含糖饮料。儿童少年、孕妇、乳母不应饮酒。如成人饮酒，一天饮酒的酒精量为男性不超过 25 克，女性不超过 15 克。

六、杜绝浪费，兴新食尚

勤俭节约，珍惜食物，杜绝浪费是中华民族的美德。按需选购食物、按需备餐，提倡分餐不浪费。选择新鲜卫生的食物和适宜的烹调方式，保障饮食卫生。学会阅读食品标签，合理选择食品。应该从每个人做起，回家吃饭，享受食物和亲情，创造和支持文明饮食新风的社会环境和条件，传承优良饮食文化，树健康饮食新风。

PART TWO／第二部分

健康生活

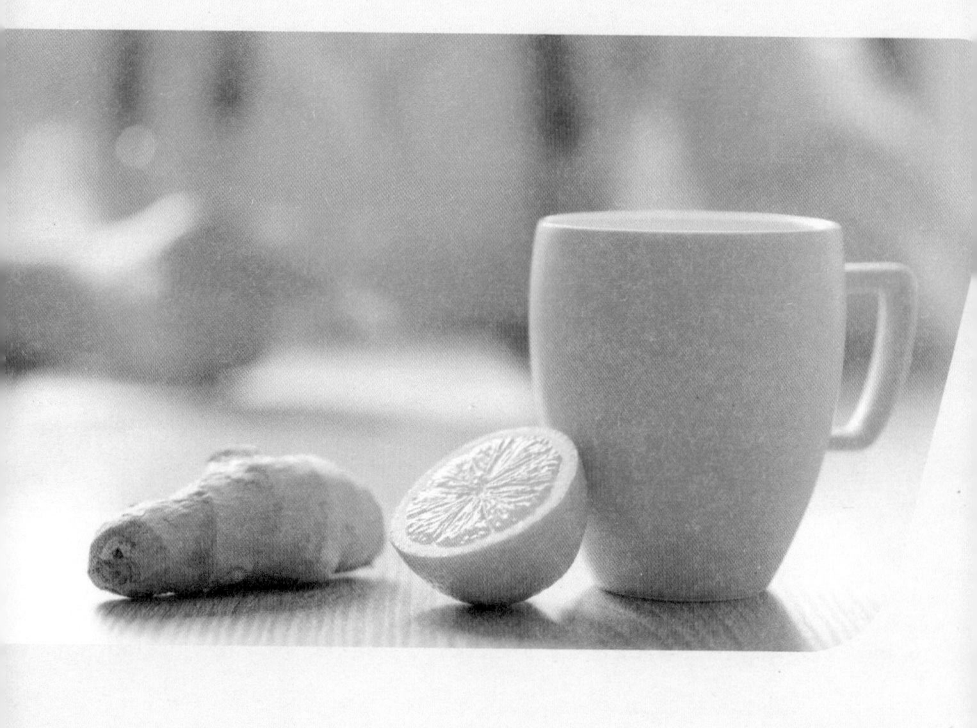

柠檬泡水能抗癌

【真相】柠檬水是食物，不是药物，因此不可能达到治病的效果。

【解析】网上有传言说，柠檬可以杀死癌细胞，比化疗强一万倍，不仅口感好，而且不像化疗有毒副作用。目前，柠檬已被证实能够治疗所有类型的癌症，比世界上通常应用在化疗方面的化疗药物阿霉素产品还好。

其实，柠檬能够杀死癌细胞之说没有任何科学依据。

很多人说柠檬含有大量的维生素 C 能抗癌。换个角度想想，维生素 C 在很多绿色蔬菜中都是大量存在的，但是单靠吃蔬菜就能治疗癌症吗？答案是否定的。所以，柠檬治疗癌症一定不靠谱，所谓碱性水治病的传言也不靠谱。

柠檬水含有大量维生素 C，具有抗氧化性。但除了柠檬，其他很多食品也含有大量维生素，而且比柠檬水的含量要多得多。而且，柠檬水，不是药物，因此不可能达到治病的效果。

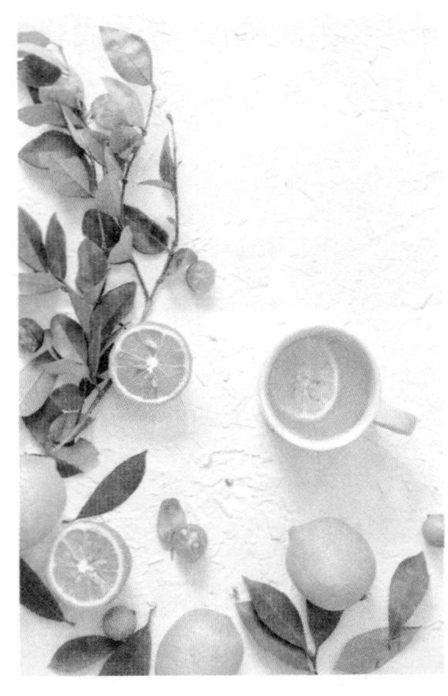

柠檬中含有钙、磷、铁、硒及维生素 B_1、维生素 B_2、维生素 C 等多种营养成分，被称为“水果之王”。研究表明，许多化学致癌剂可形成自由基，而机体在代谢过程中也会

产生大量自由基。如果超过机体抗氧化、清除自由基的能力，这些自由基可启动生物膜的脂质过氧化反应，使细胞内膜的结构和功能遭到破坏而导致癌变。而柠檬中因富含维生素 C 及丰富的有机酸、柠檬酸，具有很强的抗氧化作用，可以清除自由基，减少癌变概率。

医生在对患者进行微量元素检测的过程中发现，许多癌症患者存在锌、硒等微量元素缺乏现象。因此，适量吃柠檬可以补充维生素及微量元素，减少癌症的发生，延缓癌变的进程，可以增强癌症患者的抵抗力。

总的来说，肿瘤患者应该多吃水果、大枣、粗粮等食物，但这些食物并不能治愈癌症。化疗虽然对身体有毒副作用，如掉头发现象，但化疗后身体会自然康复。目前来看，化疗对于癌症还是最有效的办法。

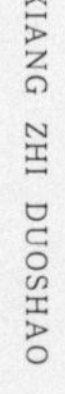

由此可见，网络传言不可靠。虽然柠檬中含有多种营养成分，可以清除体内自由基、增强机体抗氧化能力、改善人体内部环境，从而起到预防癌症的作用，但并不能称柠檬是杀死癌细胞的神奇食物。

体重指数正常就一定健康

【真相】即使体重指数正常的人，也可能内脏脂肪过多，体脂率超标，同样对健康不利。

【解析】一般而言，谈到“胖”，我们总绕不开 BMI 指数。BMI= 体重（kg）/ 身高（m^2），BMI 数值越大，证明肥胖程度越严重。BMI ＜ 18.5 为体重过轻；

18.5 ≤ BMI ≤ 23.9 为标准体重，是很多减肥人士的目标数值；24 ≤ BMI ≤ 27.9 为体重超重；28 ≤ BMI ≤ 32 为肥胖；BMI > 32 为非常肥胖。

虽然 BMI 能够反映出体重的情况，却无法衡量体内脏器是否存在较多的脂肪，一般我们称这种情况为“内脏型肥胖”，这种“体重正常的胖子”其实不在少数。

内脏型肥胖指内脏脂肪组织增加，身体出现各种代谢异常。这些代谢异常在同一个个体内出现的时间并不一致，存在一定的顺序关系，即肥胖、胰岛素抵抗、代谢紊乱综合征、动脉硬化、心血管疾病，这是一个代谢异常逐渐加重，最终导致终点疾病发生的过程。预测心血管和代谢紊乱综合征的最好指标可能不是全身肥胖，而是特异性的内脏脂肪肥胖。

那么在健康管理过程中是如何测量体内脂肪的呢？有一个非常重要的指标为体脂率。体脂率是指人体内脂肪重量占人体总重量的比例，男性正常比例为 15%～18%，女性正常比例为 20%～25%，超过比例则表示身体内脂肪率较高，哪怕 BMI 指标正常，也可定义为超重或肥胖。此外，体脂率，又称体脂百分数，它反映人体

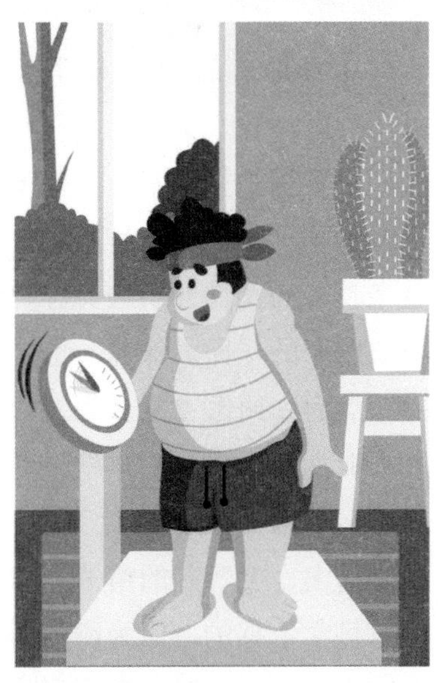

内脂肪含量的多少。

在总体重恒定的情况下，如果脂肪含量过高，肌肉量相应地就会很少，因为脂肪的密度要显著低于肌肉，所以同等重量的脂肪体积要比肌肉大30%以上。也就是说，即使两个人体重相似，但体脂率较高的那一位看上去会显得体积更大，显得更蓬松，显得更胖一点。

运动训练有助于增加肌肉的葡萄糖摄取，降低外周组织胰岛素抵抗，并使肝脏合成和分泌性激素结合球蛋白增加。通过坚持有氧运动，包括跑步、游泳、远途旅行等，以及低强度运动（如行走）可明显降低内脏型肥胖者的血胰岛素、甘油三酯水平及增高高密度脂蛋白胆固醇水平。

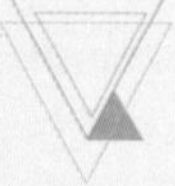

精油按摩可以“保养卵巢”

【真相】精油最多能渗入皮肤，却不可能渗入卵巢。

【解析】如果一个女人没有子宫，她还是女人，只是不能生孩子；而一个女人没有卵巢，她会迅速衰老。所以，越来越多的女性开始去美容院保养身体，除了皮肤保养，精油按摩的“卵巢保养”也是大家热衷的项目。

然而，西医专家认为，卵巢深藏腹中，通过精油按摩并不能达到上述目的；中医专家也认为精油按摩的“卵巢保养”作用十分有限。

其实，美容院的精油“卵巢保养”从西医角度看来是没有科学依据的。因为卵巢属于人体的内脏器官，它深埋人体内，在平卧时是摸不到的，除非有肿块时才摸得到。

对这种看不见摸不着的器官，想要通过按摩的方式达到保养的目的是不现实的。精油最多能渗入皮肤，却不可能渗入卵巢。而且精油中必须含有雌激素之类的东西才能对卵巢有保养作用，一旦有雌激素的渗透，女性才会感到乳房发胀、月经发生变化，但通常接受卵巢保养的女性很少有这种感受。

另从中医来看，“卵巢保养”可以达到一定的保健作用，因为人的肚皮上有不少穴位，通过按摩这些穴位可以调节内分泌和促进局部血液循环，这对卵巢保养有一定的好处。需要特别指出的是，虽说“卵巢保养”有一定的保健作用，但这作用也是很有限的，若想通过所谓“卵巢保养”来达到治疗目的或者延缓卵巢早衰，那是不可能的。女性花大价钱购买这样的服务，其实没有必要，因为日常健康的生活习惯就会对卵巢有保养作用。

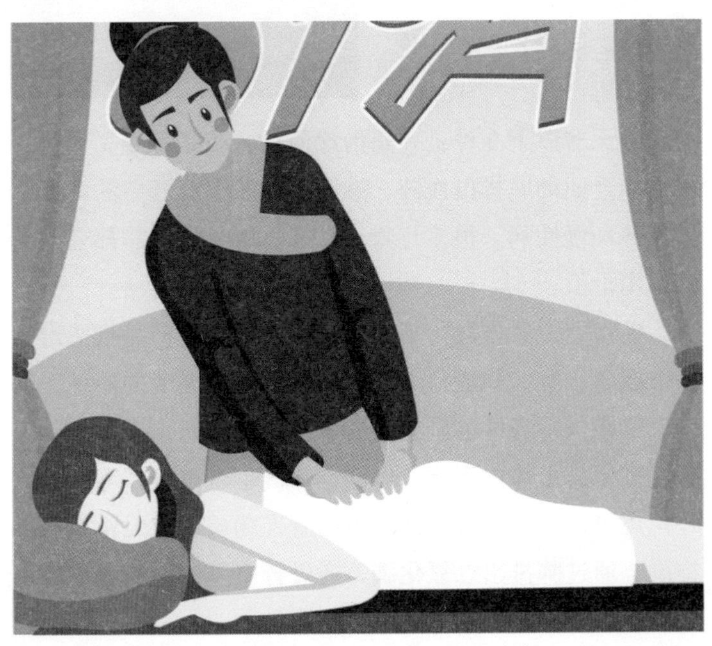

人体需要排毒

【真相】人体是一个可自我调节的系统，只要做到适度运动，饮食、睡眠正常，就不需要排毒。

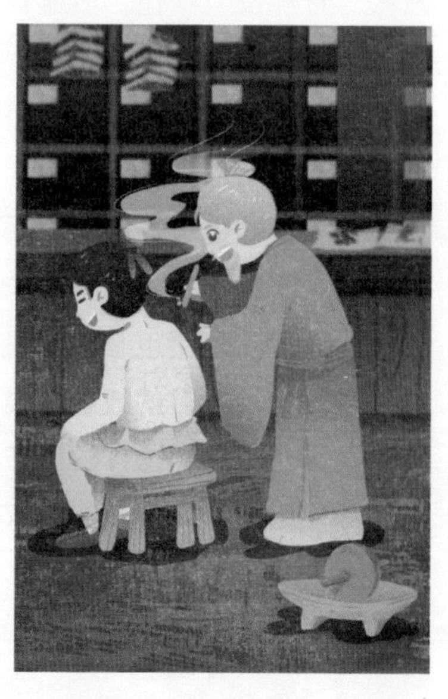

【解析】大多数人一听到诸如病痛、毒害等字眼，就会格外紧张。所以对于体内的毒素，多数人都会想办法把它们排出来。于是，各种方式的排毒偏方屡见不鲜，各种广告和产品也是琳琅满目，引得不少人趋之若鹜。

其实，健康人并不需要排毒。不难发现，不论何种排毒产品，广告所打的旗号无非以下 3 种：一是治疗便秘；二是养颜、瘦身；三是能全面彻底排出血液、淋巴、皮肤、肝肾中的毒素，治疗各种慢性病。很多打着“排毒”旗号的产品都夸大了其药用价值。

事实上，“排毒”不过是商家为了推销产品打造出的一个概念。我们知道，人体是一个可自我调节的系统，基本上都能保持身体有进有出的平衡状态。每个人每天除了通过排便排出体内废物，出汗、呼气也可以排“毒”。此外，还可以通过肝脏将血液中的有害物质变成无毒或低毒物质，通过肺排出二氧化碳，通过肾脏以尿液的形式将毒素排出体外，维持人体的代谢平衡。所以，大多数人只要精力充沛，做到适度运动，饮食、睡眠正常，就不需要排毒；滥用“排毒产品”反而有害。

吸氧越多越好

【真相】并非人人都需要氧疗，只有医学判定缺氧的人进行氧疗才能收到积极效果。

【解析】氧气在人类生存中必不可少，随着人们生活水平的提高，大家对美容、保健越来越关注，于是某些商家瞄准商机，纷纷推出氧疗套餐，并提出氧疗不仅可以治疗一些疾病，对健康人群也有美容、保健的作用。那么，事实到底是怎样的呢？

事实上，并非人人都需要氧疗，只有医学判定缺氧的人进行氧疗才能收到积极效果。

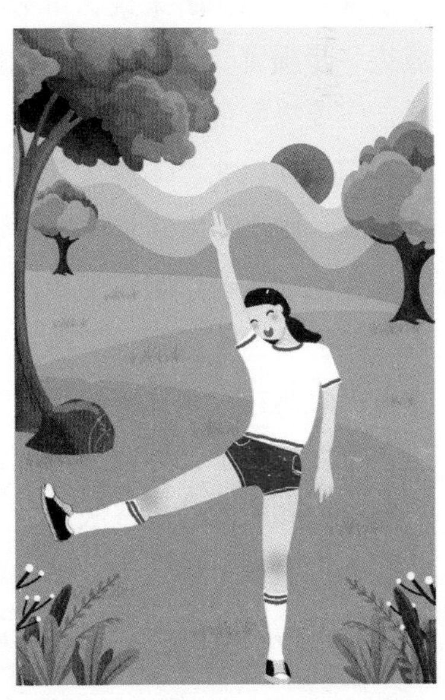

氧在自然界中分布极广。18 世纪时，科学家发现了氧气的存在，之后慢慢认识到它在生命活动中的作用机理。氧气通过呼吸进入肺部，与血红蛋白紧密结合，被运输到各个组织，并在酶的作用下，和葡萄糖反应，释放出二氧化碳、水和能量，供人体活动和新陈代谢，因此人类一刻都离不开它。民间有这样一个形象的说法：人不吃饭能活 3 个星期，不喝水可以活 3 天，但如果没有氧气，3 分钟都难以坚持。

若人体长期缺氧不加干预，就会为疾病埋下祸根，渐渐侵蚀健康，出现全身性损伤。第一，人体组织细胞缺氧后，免疫力就会随之降低，身体不适接踵而来；第二，血氧不足会造成食欲差、胃胀、便秘等消化系统症状；第三，轻度缺氧时，身体会本能地增加呼吸次数来代偿，但严重时会胸闷不适、呼吸困难；第四，中枢神经系统对低氧非常敏感，如果缺氧就会经常头晕头痛、无精打采等，并且查不出具体病因。

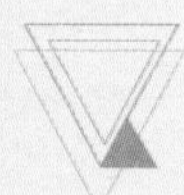

如果在密闭、通风差且人群密集的特定环境中发生短时缺氧，可通过加强通风或离开密闭空间予以缓解。对疾病引起的缺氧患者来说，可适当接受高压氧治疗，以防造成进一步损害，促进神经功能修复。

需要提醒的是，氧疗虽然是临床上常用的治疗手段之一，但长期以来，不少人认为氧气有益健康，因此可以随意补氧，如购买家庭氧疗机或到养生馆“吸氧”。实际上，非专业的“氧疗”很可能因过量给氧，反而危害健康。发表在《柳叶刀》上的一篇综述文章显示，血氧水平正常者进行吸氧治疗会增加病死率。

正常情况下，体内氧供和氧需处于动态平衡，但超过一定压力和时间的氧气吸入，对呼吸系统、神经系统及眼部有害，医学上称之为“氧中毒”。人们应持谨慎态度，是否缺氧需到正规医院由专业医生来判断。

佩戴的银饰变黑是身体“有毒”

【真相】银首饰变黑只不过是一种正常的化学反应，跟身体健康与否没有直接关系。

【解析】自古以来，我国就有用银器鉴毒的传统，有关银器鉴毒的情节描述，无论是在小说、戏剧，还是民间传说中都经常可见，并且在一些医药类古籍中也都有明确记载。银器鉴毒确实是中国古代人民判断饮食是否有毒的重要手段。然而，由此推断，当我们佩戴的银饰品变黑说明体内有毒素么？

古代常用砒霜作为毒药，由于当时提纯技术不够，所以砒霜里总会含有一些硫，其实和银发生化学反应的不是砒霜，而是硫。对此，专家为银接触砒霜就变黑给出了科学解释。

如果我们佩戴的银首饰变黑，是不是因为我们身体排出了硫元素，而这是不是一种不健康的表现呢？很多人都有这样的顾虑。

可能有这样的情况，但也可能是周边环境中的硫含量达到了一定浓度。但是，银饰变黑说明身体不健康的说法并不科学。我们通常见到的银首饰变黑只不过是一种正常的化学反应，跟身体健康与否没有直接关系。

有化学常识的人都知道，银在空气中遇到硫化氢气体或硫离子时，会发生化学反应，生成硫跟银的化合物，此化合物是一种极难溶解的银盐，这种化学变化可以在极微量的情况下发生。时间长了，化合物会在银饰表面慢慢形成一层黑色的硫化银膜，开始表现为一些细小的

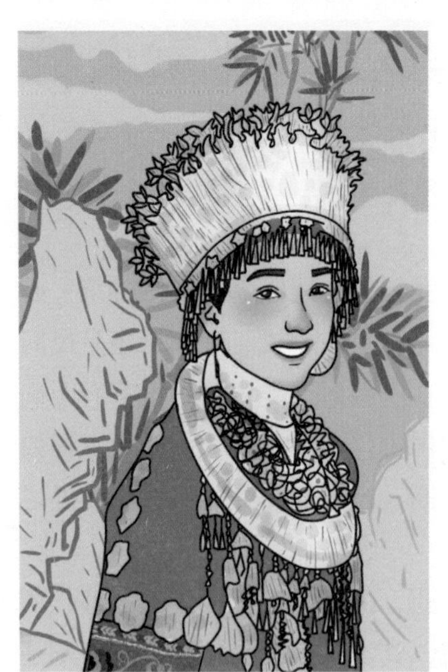

斑点，然后逐渐扩散成片，这就是大家通常所说的“银垢”或者“银霉”，银饰表面颜色便逐步由白变黄、变灰，最后变黑。

而人体汗液中含硫、氨物质，空气中也会含硫化氢、一氧化氮，这些物质都会导致银饰表面被氧化，进而变色失去光泽。

银饰变黑还与人体汗液的酸碱程度有关，汗液呈酸性，银饰变黑的速度会快些。另外，银饰的花纹和夹缝处跟皮肤、衣物等接触较少，更容易被氧化，会先变黑。

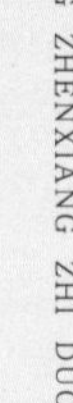

只有坐飞机才会得“经济舱综合征”

【真相】“经济舱综合征”不仅仅会找上坐飞机的人，如果某人长时间保持一个坐姿，腿一直弯曲，发生“经济舱综合征”的概率将会明显增加。

【解析】有时候坐在飞机经济舱的乘客，下了飞机之后或者还在飞机上就会突发状况，严重时可能会导致死亡。

后来发现，因为经济舱空间狭小，没有运动空间，长途飞行久坐易形成血栓，血栓一旦运行到心脑这些重要器官，就会引起心梗、脑血栓、肺栓塞，这就是“经济舱综合征”的最极端表现。事实上，现在很多人的日常生活和坐在经济舱中并没有什么区别，如一个上午都静坐在电脑前，只要是久坐不运动，这样的危险情况照样会发生。

专家提醒，预防“经济舱综合征”需要摄入充足的水分，隔 2 ～ 3 小时就站起来活动 10 分钟。

此外，如果腿部肌肉有痛感，则要检查是否形成了血栓。具体来说，可以尝试以下几点：

1. 转动脚踝；

2. 仰卧，两手扶住膝盖往上拉伸，靠近胸口（1 次 10 秒，左右来回 3 次）；

3. 全身伸展（1 次 5 秒，3 次 1 组）；

4. 睡觉时，保持身体水平，或足部略高；

5. 在尽可能的范围内走动；

6. 缓慢地深呼吸；

7. 适度补充水分；

8. 按摩小腿肚和大腿；

9. 穿有弹性的长筒袜。

沾枕头就睡着代表睡眠好

【真相】沾枕头就睡着可能是因为大脑缺氧。

【解析】高质量的睡眠是指睡醒后，感觉精力充沛，活力满满。如果你睡醒后，仍然感觉很累，那就表明不是好的睡眠。一般情况下正常人都会在 30 分钟内入睡，要是超过这个时间表明睡眠困难。而沾上枕头就睡，并不见得是睡眠好，可能是因为大脑缺氧。

在大脑长期处于缺氧的情况下，就会影响到大脑对睡眠的调节作用，此类人由于长期都是缺觉的状态，所以才会一沾枕头就立马入睡。

有些人晚上熬夜不睡，或是有酗酒、大量吸烟、爱喝过量咖啡等不良生活习惯，都会干扰到抑制和觉醒这两个中枢对睡眠的调节作用，出现白天犯困、晚上清醒的颠倒作息。

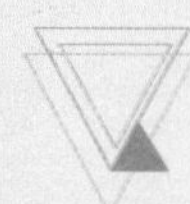

还有些人是因为生活和工作方面的压力过大，过度疲劳，这样也会导致大脑缺氧，出现沾枕就睡的现象。

还有血脂高的人，由于血液过于黏稠，血管狭窄，也会出现大脑缺氧导致入睡快。

其实优质睡眠的标准很简单：第一，夜间不会轻易醒来，即使醒来也会很快入睡，第二天精神状态好，思维敏捷。第二，睡眠时间具有连续性，不会似睡非睡，即使做梦也不会被惊醒。第三，保持深度睡眠，醒来后体力得到恢复，不会感觉疲乏。

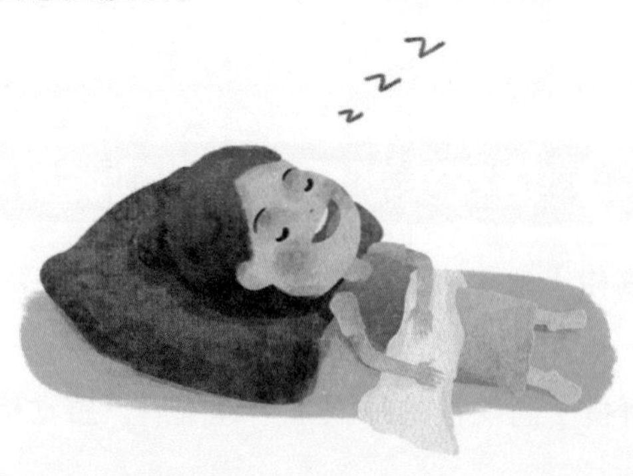

洗牙会把牙齿洗松动

【真相】其实是牙石掩盖了牙齿松动的事实。

【解析】很多牙周病患者看病时，常常会被接诊医生建议先洗牙。不少患者一听就害怕了："洗牙把牙都洗松了，越洗越松。""洗牙把牙缝都洗大了，越洗越大。"……这是很多人对洗牙的认知误区。洗牙也叫洁牙，更专业的学名叫做"龈上洁治术"，是治疗牙周病最基础的手段。

口腔里面的细菌是无穷无尽的，即使天天刷牙，也不能把牙齿上的细菌完全刷掉。唾液里的盐分和细菌沉积在牙齿上就形成了牙石。牙石日积月累，体积逐渐增大且越来越结实，而刷牙并不能把它去除掉，这时候就要用专业的工具，来次大扫除。

洗牙，是利用超声波洁牙机的高频振动让沉积的牙结石受到震动而松脱。牙石长期存在于牙齿周围，首先造成异物对牙龈的刺激，更重要的是其中的细菌对牙龈和牙龈下方的牙槽骨造成了极大的危害。一方面，细菌会引起牙龈红肿、疼痛、出血；另一方面，细菌入侵到牙龈下方的牙槽骨中，引起牙槽骨的吸收、丧失。这是牙周炎发生的最重要的症状之一。

牙槽骨是维持牙齿稳固的重要组织，一旦牙槽骨丧失，牙齿自然就松动。这就好比一棵树的泥土被洪水冲走，这棵树当然不能牢固地生长于土地之上了。然而，牙槽骨包裹于牙龈下方，牙槽骨的丧失、高度降低常常被牙龈的红肿、炎症性的增生所掩盖。同时，牙石黏附于牙齿周围，就好像在牙齿周围构建了"铜墙铁壁"，牙石将已经松动

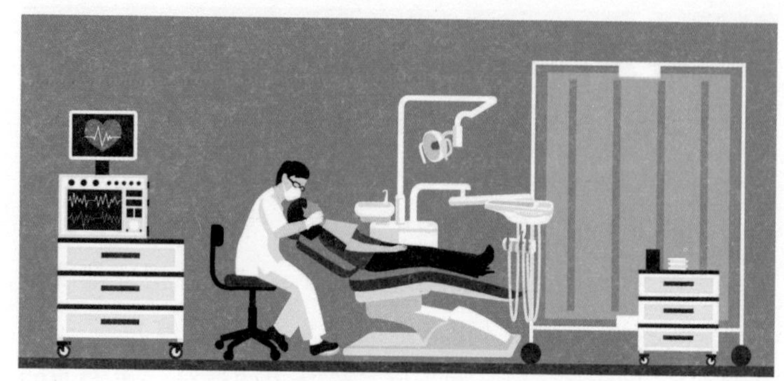

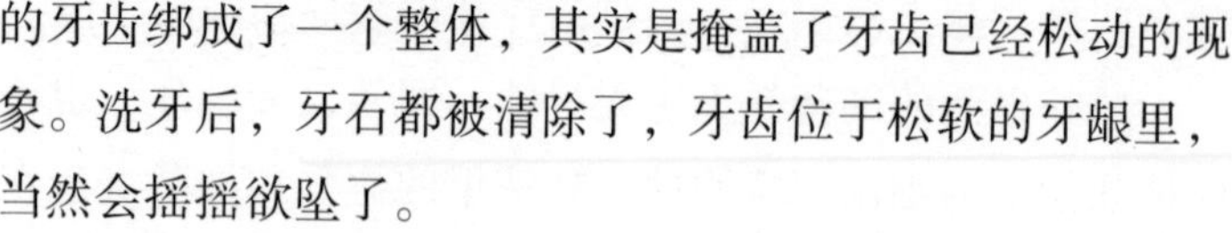

的牙齿绑成了一个整体，其实是掩盖了牙齿已经松动的现象。洗牙后，牙石都被清除了，牙齿位于松软的牙龈里，当然会摇摇欲坠了。

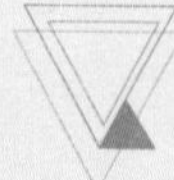

牙结石和菌斑的存在，会对牙周组织造成持续刺激，可能会引起更加严重的牙周感染（如牙周脓肿），到了晚期，牙齿也会完全脱落。当到了这种程度才就医就为时已晚了。健康人应该每半年至一年进行一次常规的牙周检查，及时清除牙菌斑和牙石。若是牙周炎的患者，应该缩短牙周检查的间隔时间，根据牙科医师的指导，进行更加仔细的牙周维护。

喝酒脸红说明特别能喝

【真相】喝酒脸红是身体中缺乏乙醛脱氢酶的表现，与酒量如何没有多大关系。

【解析】首先，我们先来了解一下酒精在身体中是如何代谢的。酒精其实就是乙醇，会在乙醇脱氢酶的作用下转化为乙醛，又在乙醛脱氢酶作用下转化为乙酸。

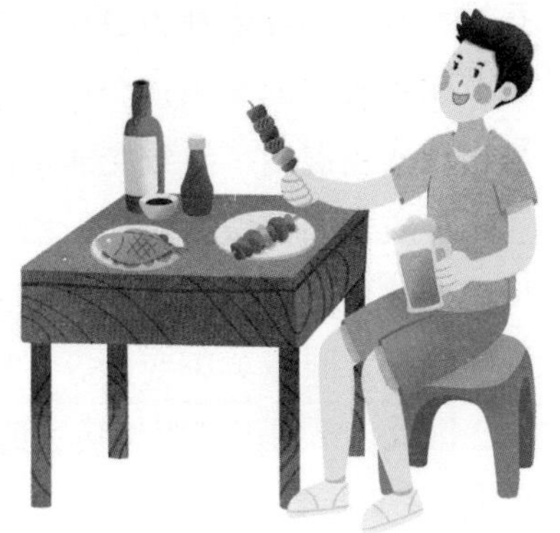

而如果身体中缺乏乙醛脱氢酶，乙醛就会堆积在我们的身体中，从而导致皮肤黏膜血管扩张，看起来就是一喝酒就脸红了。

那是不是喝酒后“面不改色”的人就可以随便喝酒呢？事实上，喝酒不上脸的人也不能多喝酒。因为乙醛脱氢酶的数量和活性有限，大量饮酒或饮酒速度超过乙醛脱氢酶转化速度，乙醇代谢过程中仍会产生大量的乙醛，导致肝脏损害。据统计，长期大量喝酒的人中有25%会导致酒精性肝病，其中10%由于酒精过量直接导致酒精性肝硬化。

专家提醒：每日饮酒量最好不超过40克，如果超出这个范围，会有酒精肝甚至肝硬化的风险。此外，酒精肝的早期发现和治疗可预防肝硬化甚至肝癌。饮酒者应定期到医院进行肝功能检查和肝指标检查，尤其是长期饮酒者和肝病患者。

太阳镜可以随意佩戴

【真相】不规范佩戴太阳镜可能存在健康风险。

【解析】佩戴颜色过深的太阳镜会使眼睛处于暗房状态，人的眼睛在阴暗环境下瞳孔会自动扩大，长期处于瞳孔扩大状态易导致视力退化，甚至引发青光眼类眼病。同时，颜色较深的太阳镜会使眼睛对颜色的分辨能力变弱，易出现颜色混淆，导致交通事故。

劣质太阳镜做工粗糙，根本起不到防紫外线的作用，反而会使更多紫外线透入眼睛，引起角膜内皮损伤、日光性角膜炎、眼球黄斑变色等疾病。

因此，要到正规眼镜店去购买太阳镜，着重考虑镜片、色彩、UV 指数等。建议大家选择浅绿、蓝灰、浅灰等具有遮阳效果、相对柔和颜色的太阳镜，避免选用红、绿等与医学主张相悖的颜色的太阳镜。

学龄前儿童或年龄在 40 岁以上的人群以及青光眼患者，都不适合戴太阳镜；普通人在佩戴太阳镜超过 30 分钟或感觉眼睛疲劳时，应摘下眼镜让眼睛适当休息；从室外走到光线不太强的室内，应取下太阳镜；若非有特殊需要，最好不要长时间佩戴太阳镜。

老铁壶更养生

【真相】老铁壶可以满足一些人的情怀需求，但要用其追求补铁类养生效果就是妄想了。

【解析】近年来越来越热的一项炒作是“老铁壶”。

一把烧水的铁壶，售价几万算是平常，几十万也不罕见，甚至在某次拍卖中，出现过近百万的天价。在对老铁壶的介绍中，经常提到这些特殊之处：能够提高水温，而且蓄热能力强；软化水质，释放出二价铁离子，形成山泉效应；铁壶受热后会释放出大量的二价铁，与茶中的单宁酸、茶多酚作用后，能补充人体所需的铁元素。

本来老铁壶可以算是工艺品，因为有了“文化内涵”，卖出什么样的价格也是可理解的事情。不过，为了炒作的需要捏造出“特殊功效”和“健康效果”，就应该算是忽悠了。

首先，烧水能够达到的温度是当地水的沸点。而水的沸点由当地的大气压决定，跟烧水壶用什么样的材质没有关系。虽然在热力学中，如果水中有大量的溶解成分，也能够升高沸点，但是能够从铁壶溶解到水里的那点铁实在少得可怜，距离影响水的沸点的程度还有很大的距离。通常说的铁壶能够达到的温度确实比自动控温的电热水器高，但有一种可能，就是自动控温的跳闸温度设定低于沸点，从而使得水并没有达到沸腾状态。其实在同一个地方，不管是用什么材质的壶，只要放到火上去烧，开水的温度都是一样的。

至于“蓄热能力”，取决于壶的传热系数和厚度。与玻璃、陶瓷等材料相比，铁的传热系数要更大——

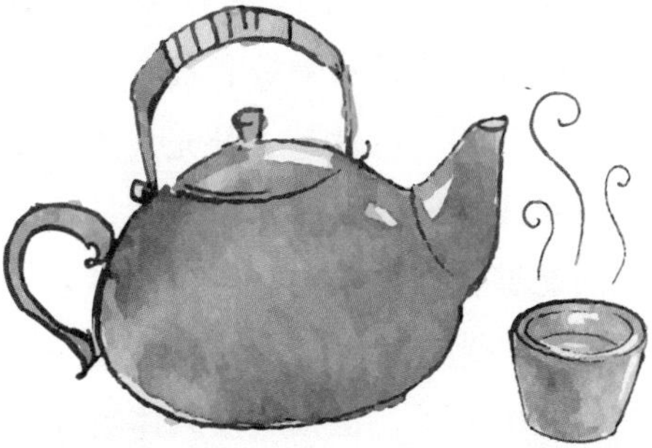

也就是说，如果壶壁是同样的厚度，那么铁壶散热比玻璃壶和陶瓷壶都要快。所谓的“蓄热能力强”，不过是一种心理感觉而已。何况，如果要比“蓄热能力”，这些会降温的壶与具有保温设计的电水壶自然不可相提并论。

各种茶有不同的适宜温度来冲泡，并非一味的温度越高越好。比如绿茶，就需要远低于沸腾温度的水温。而传说中老铁壶“适合”的普洱和红茶，固然是需要高温，但这些茶叶种类在老铁壶的圣地日本并非主流。要说日本人发明“提高水温”的铁壶，是为了去冲泡并不需要高温冲泡的茶，实在是有点匪夷所思。

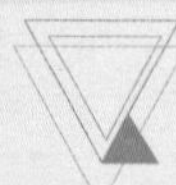

其实，关于“软化水质”和“释放出二价铁离子，形成山泉效应”，且不说铁壶能放出多少铁离子，即使它能放出足够的量，也无法起到这两种作用。水的软硬由其中的钙镁离子决定，任何软化水的操作，都是去除钙镁离子。而铁离子的引入，无助于它们的减少，也就不可能“软化水质”。所谓“山泉效应”，更是一个不知所云的概念。矿泉水有国家标准，定义是“锂、锶、锌、硒、溴化物、碘化物、偏硅酸、游离二氧化碳和溶解性总固体中，有一项或多项超过规定的最低标准”，而铁并不在其中——也就是说，能否释放出二价铁离子，都跟矿泉水的标准无关。

此外，或许对爱好者很有号召力的一点是，“受热后放出大量的二价铁”“补充人体需要的铁元素”。人体的确需要一些铁，很多人也的确是处于缺铁状态，如果一种饮品能够补充铁，甚至可以算得上“功能饮品”。然而，且不说“受热后放出大量二价铁”的“大量”到底是多大，即使放出来了，也很难被人体吸收。茶中有大量的单宁酸与茶多酚类多酚化合物，会与二价铁离子结合，形成“铁－多酚复合物”。在复合物中，二价铁被氧化成三价铁。不仅它自己不能被吸收，还连累多酚化合物。本来，通常说的那些“茶的活性成分”，主要是多酚化合物的抗氧化作用。如果铁壶真的能释放出“大量二价铁”，结果却是“不仅铁不能被吸收，还把本来的活性成分给转化了”，简直可以用“偷鸡不成蚀把米”来形容。

当然，铁壶烧水，多少会有一些铁离子溶解到水中。这些铁离子对于茶，也可能产生一定的影响。比如，它本身可以促进多酚化合物的氧化，从而改变它们的颜色和味道。这个影响对茶是好是坏，取决于个人的主观感受，但不能用科学标准来判断。只要个人喜欢，也无可厚非。在泡茶中，一般是使用软水，尽量减少水中的矿物质对茶的影响。

塑身衣可瘦腰燃脂保持身材

【真相】长时间穿着塑身衣会对健康造成不良影响。

【解析】纤细、匀称的身材是很多女性追求的目标，除了健身、控制饮食，不少女性还希望通过穿塑身衣的方式达到瘦身的效果。很多商家都声称塑身衣既能“瘦腰燃脂”“提臀美背”，又能让身体“记住”形状，让不少爱美女性心动不已。那么，塑身衣真的有那么神奇吗？穿着塑身衣可能会给身体带来哪些影响？

塑身衣不是“减肥衣”，并没有瘦身的功效。穿塑身衣并不能真正减少体内脂肪，因为脂肪是一种能量物质，要减少体内的脂肪堆积，降低体脂率，需要做到的是热量负平衡，即体内消耗的热能要比摄入的多。塑身衣仅仅是将身体多余的脂肪组织挤压，这样脂肪细胞间的空隙在穿紧身衣的时候会缩小，使人感觉苗条。但脱下塑身衣之后，身材不但不会变好看，还会变得松垮。

此外，长时间穿着塑身衣会对健康造成不良影响：

1. 影响心肺功能。塑身衣这类衣服将腹部紧紧包裹，会使腹腔内的脏器受到压迫，导致供血不足，影响心肺功能，极易出现胸闷、胸痛、呼吸困难、头晕目眩、恶心等症状。

2. 影响胃肠道的消化功能。胃肠道主要集中在下腹部，这也是使用塑身衣频率最高的地方。如果这里长期受到约束，会影响胃肠道血液循环的供应。同时，还有可能会造成整个胃肠道功能减弱，引发便秘等问题。

3. 影响青春期少女的发育。正处于青春期的少女，其身体器官尚未发育完善，穿塑身衣会使胸部肌肉、骨骼的发育出现畸形，甚至还会影响子宫、卵巢的发育，以及影响将来的生育。

4. 影响皮肤健康。由于塑身衣紧贴在身上，皮肤不能自由呼吸，容易引发微循环障碍，影响皮肤正常的营养代谢。

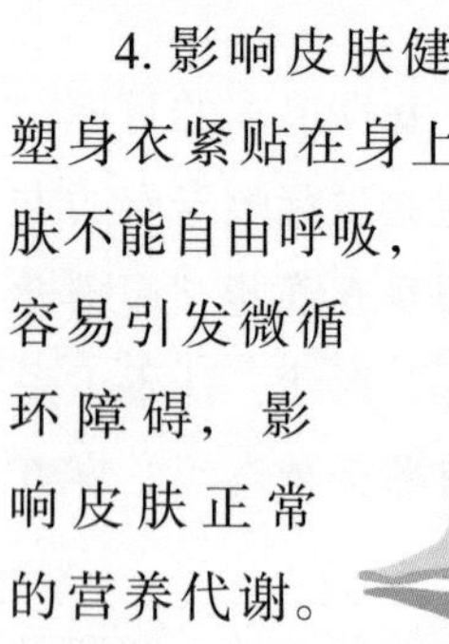

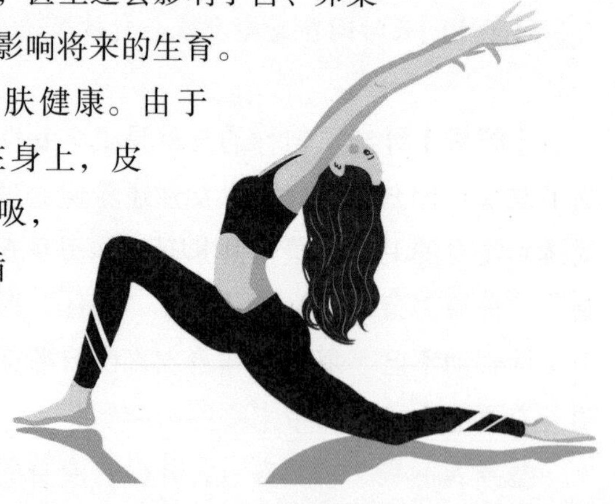

尤其是在出汗后，汗液不能及时挥发，易造成毛孔阻塞、局部皮肤红肿，甚至还会引起毛囊炎等问题。

爱美之心，人皆有之。但若因塑身而伤身，那就得不偿失了。

经常推拿按摩可以放松身心

【真相】频繁按摩会导致肌肉缺乏活力，反而更容易变得酸痛。

【解析】推拿按摩能放松筋骨、消除疲劳，因而受到了大众的喜爱。随着人们保健意识的增强，推拿按摩也更加流行，只要颈肩部或是身上哪儿不太舒服，一般首先就会想到去做按摩。

推拿按摩是中国医学的瑰宝，在我国有悠久的历史，几千年前就受到中国医学家及养生学家的高度重视。如《黄帝内经·素问》中就指出，“按摩勿释，着针勿斥，移气于不足，神气乃得复”。这说明，在秦汉时期推拿已成为医疗和养生的重要手段。

那么，频繁推拿好吗？毋庸置疑，推拿按摩可以在一定程度上缓解疼痛、解除疲劳，但频繁的按摩不一定有益。这是因为，现代人在生活中的活动量和活动幅度小，基本没有剧烈运动，仅有一小部分的肌肉处于持续运动状态，而大部分的肌肉处于“休眠”状态，肌肉容易出现平衡紊乱，因此也易出现某些部位酸痛的症状。频繁按摩给身体带来的反复刺激会使人细小的肌肉纤维断裂，最终形成瘢痕，也使肌肉缺少弹性，因而肌肉缺乏活力，反而更容易变得酸痛。

还需要注意的是，并非所有人都适合推拿按摩。以下这些人群不适合进行推拿按摩：

1. 有精神疾病不能配合者；

2. 有严重心、脑、肺病的患者；

3. 有出血倾向的血液病患者；

4. 骨关节结核、骨髓炎、老年性骨质疏松症等骨病患者；

5. 诊断有尚不明确的急性脊柱损伤及脊髓炎症状的患者；

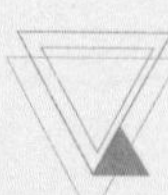

6. 脊髓型颈椎病或有神经症状椎间盘突出症患者；

7. 慢性病患者，尤其是肿瘤患者建议不要推拿按摩。

此外，健康人群如果出现以下这些情况，建议最好不要进行推拿按摩：

1. 过饱、过饿、过累或长期睡眠不佳时尽量不要去推

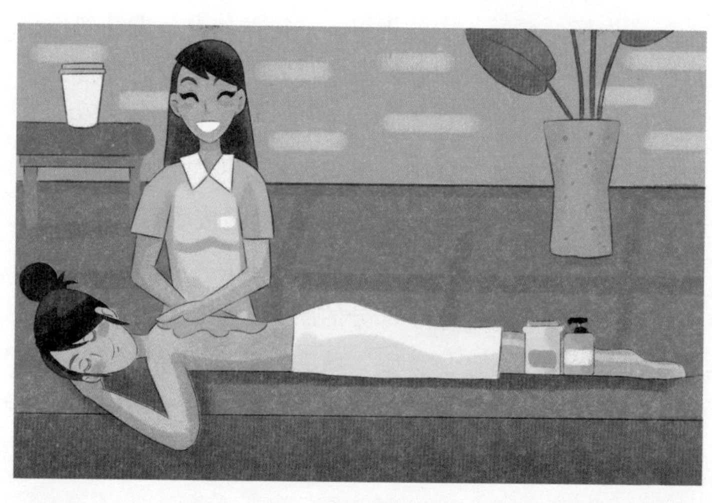

拿按摩。

2. 脱臼、骨折、急性扭伤期禁忌推拿按摩。

3. 出现皮肤外伤、炎症或疱疹等皮肤疾病时建议不要去推拿按摩。

4. 怀孕期间忌推拿按摩。

一次推拿按摩多长时间比较好？如果按摩时间太短，达不到效果；而如果按摩时间太长，又会适得其反，甚至有的人还会出现按摩疲劳症。应根据个体自身的情况适当控制按摩时间，按摩时最好不要在同一部位反复、长时间按压，一个部位最多可按摩 10 分钟。一次推拿按摩时间一般在 45 分钟到 1 小时之间为宜。

还有很多人觉得推拿按摩越痛越好，甚至有人认为，不痛就是力度不到位。其实推拿按摩有 4 个最基本的要求，即均匀、柔和、有力、持续。其中柔和是非常重要的，并不是越痛越好。另外，一味强调手法的力度，非但起不到治疗作用，反而会加重病情。

喝酒能暖身

【真相】“喝酒暖身”的方法不可取，只会越喝越冷。

【解析】喝酒并不能达到御寒的目的，喝酒后会有热乎乎的感觉，是因为酒精刺激身体表面的毛细血管，使血管变粗，血液加速流向皮肤所致，感到温暖的仅是皮肤表皮。同时，在酒精刺激下，人体肝脏处储存的血液也会流到身体表面，人自然会感到体表热乎乎的。但这只是暂时现象。事实上，因身体散热速度加快而付出的热量，比酒精供给的热量还要多。由于受酒精刺激，血管不能及时收缩防止血液向外输送热量，身体的热量在大量丢失后，人会感到更冷，有时还会冷得起鸡皮疙瘩。

虽然饮用少量白酒有活血化瘀、通经络的作用，但是一定注意不要超量。有肝病的患者、消化系统疾病患者应禁酒。饮酒每天以 50 克以下为宜，如喝白酒最好控制在 30 克左右，浅尝辄止为宜。

其实，相比喝白酒，喝粥、喝姜茶更能御寒。天气寒冷时，喝上一碗热粥，既可以健脾养胃暖身，又可以增加身体御寒能力，如糯米红枣粥、八宝粥、小米粥等最适宜。此外，喝姜茶也是不错的选择。最简单的方法就是饭前或者饭后半小时喝杯姜红茶，可发汗解表，温肺止咳。

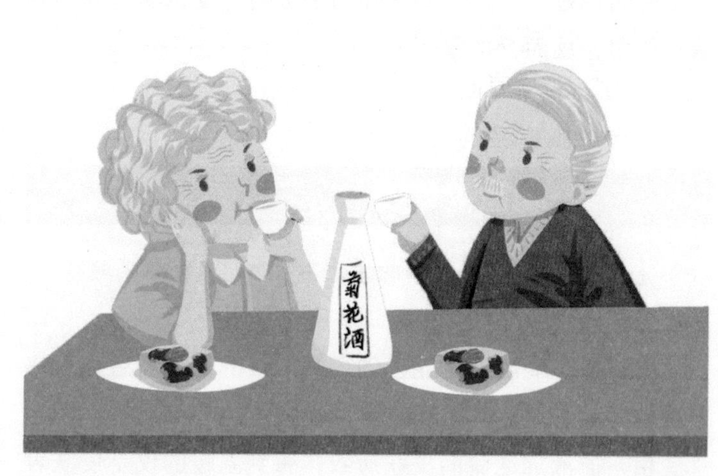

“药妆”是敏感肌的“救星”

【真相】药就是药，妆就是妆。商家所谓的“药妆”属于化妆品，其面对的适用对象是皮肤健康的人群。

【解析】近些年来，随着网购等多种购物形式的兴起，许多新的名词也出现在了公众的视野当中。对于这些名词，消费者大多处于一知半解的状态，比如“药妆”这个词。很多主打适合敏感肌的“药妆”产品成为了网购的热销品。

其实，商家口中的“药妆”就是指化妆品，其加上医学的外壳后，使得消费者更加相信它们的功效和低刺激性。据介绍，因为一些人的皮肤角质层较薄或者本身就是过敏体质，这类人经常化妆容易导致皮肤受伤或出现闭口，从而使皮肤变得更加敏感，所以这类皮肤敏感人群会偏向使用低刺激性的“药妆”。

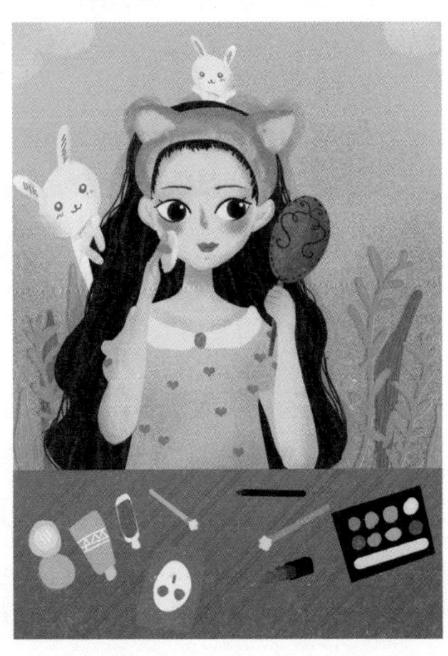

“药妆”这类产品出现的一部分原因就是爱美人士对美的盲目追求。然而，对于这部分人来说，更应理解药和妆的区别。药就是药，妆就是妆。商家所谓的“药妆”属于化妆品，其适用对象是皮肤健康的人群。“药妆”侧重于保护和美化皮肤，但并没有药的功效。然而治疗皮肤疾病使用的产品肯定都属于药品，它们的目的是治疗疾病，因此可能还会产生某些副作用或不良反应。

大家应当了解的是，国家药品监督管理局发布的“化妆品监督管理常见问题解答(一)”中指出,化妆品凡宣称“药妆”“医学护肤品”类概念的，均属于违法行为。

那么，肌肤敏感人群应如何护肤呢？这里有几条护肤小建议：

1. 洁面产品一天用 1 次即可，因皮肤敏感常为皮肤角质层变薄引起，洁面过度会使皮肤更加敏感；

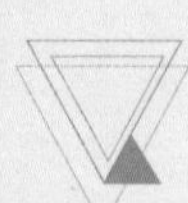

2. 不建议敏感肌肤每天敷面膜,面膜一般会软化角质层,过度敷面膜会使皮肤变得更薄，一周敷 2 ～ 3 次面膜足矣；

3. 不要过分依赖护肤品，要坚持多吃蔬菜水果，补充维生素和膳食纤维，注意营养均衡；

4. 养成良好的生活习惯，不要熬夜，按时作息。

烟不能抽，酒喝点没关系

【真相】酒喝得再少都有可能增加癌症的发生风险，滴酒不沾最健康。

【解析】众所周知，吸烟有害健康，每年全球约有 700 万人死于吸烟。大量研究表明，吸烟与鼻咽癌、口腔癌、胃肠癌和肺癌等一系列癌症直接相关。数据表明，约有 22% 的癌症是直接吸烟或者间接吸入二手烟所导致的，而且烟雾中含有的尼古丁和一氧化碳，还会影响人的神经系统。目前，各个国家的政府都制定了相应的限烟令（包括禁止在公共区域吸烟，对烟草企业施行重税等）来降低吸烟率。

其实除了吸烟，喝酒也不利于身体健康。数据表明，每年约有 330 万人死于酒精滥用，相当于全球死亡人口总数的 5.9%。发表在《柳叶刀》上的一篇文章指出，每一滴酒都可能是“毒药”，滴酒不沾最健康，即使喝得再少也有可能增加癌症的发生风险。但尽管如此，公众对喝酒致癌并没有一个直观的认识。

为了更直观地凸显出喝酒和癌症的风险，来自英国南安普顿大学和班戈大学的科学家们通过分析英国癌症研究院的绝对终生癌症风险（即一生中可能患有任一癌症的概率）数据，评估了中度饮酒的患癌风险，从而换算出喝 1 瓶酒（约 80 克酒精，如 750 毫升 10.5 度的红酒）相当于抽了多少根烟。

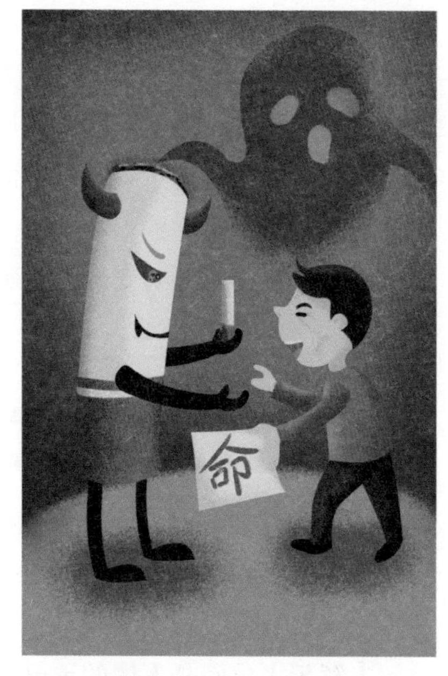

结果发现，在被调查的不吸烟的男性群体中，每周喝 1 瓶葡萄酒会导致绝对终生癌症风险增加 1%，且多为胃肠道癌症（如口咽、食管、结直肠、肝脏癌等）。而对于不吸烟的女性来说，每周喝 1 瓶

葡萄酒，风险增加 1.4%，比男性高出约 50%，且 55% 为乳腺癌。

随着饮酒量的增加，患癌症的绝对终生风险也随之增加。在非吸烟群体中，每周喝 3 瓶葡萄酒（大约每天半瓶），男性患癌风险将增加至 1.9%，女性将增加至 3.6%。

研究发现，对于男性来说，每周饮用 1 瓶葡萄酒和每周抽 5 根香烟的风险值（1%）相当。而对女性来说，每周喝 1 瓶酒则相当于 10 根香烟增加的癌症风险（1.4%）。而对那些每周饮用 3 瓶葡萄酒的女性来说，则相当于每周抽 23 根香烟带来的风险（3.6%）。

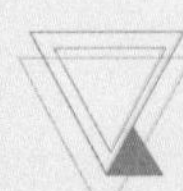

尽管该项研究属于观察性研究，并分析了吸烟、喝酒和癌症之间的关系，且可能低估了真实的饮酒水平，但该研究并不能应用到其他疾病（如心脑血管疾病、呼吸疾病）中。

此外，该研究得到的结论均为相关关系，而并非直接的因果关系。但从癌症风险的角度，以香烟作为参照物，该项研究直观地显示了饮酒带来的癌症风险，可以让大家更好地理解饮酒带来的潜在危害。不仅如此，女性同胞们应该特别注意，喝酒对女性的危害可能要大得多。

不爱刷牙是小事

【真相】口腔健康关乎全身健康，一个健康的人，要有一个健康的口腔。

【解析】口腔是人体的重要器官，是消化管的起始部分，前与外界相通，后与咽喉相续，主要承担咀嚼、吸吮、言语等与摄食和表情相关的功能，有时也会参与呼吸。人们常说：病从口入，一切进入身体的食物都要通过口腔，所以口腔健康问题势必至关重要。口腔健康关乎人体全身健康，一个健康的人，要有一个健康的口腔。

口腔问题到底有哪些危害？

1. 咀嚼功能障碍，增加消化系统负担。当牙齿出现缺损时，咀嚼效率会随之下降，造成唾液分泌减少，肠胃蠕动减慢。当没有充分嚼碎的食物进入肠胃后，胃肠系统的负担会随之加重，从而导致胃肠功能紊乱，影响人体对营养成分的吸收，严重者会出现消化系统疾病。

2. 口腔细菌引发胃炎。慢性胃炎很重要的致病菌之一就是幽门螺杆菌，而该细菌与口腔中的幽门螺旋杆菌是同源的。也就是说，引起胃炎的细菌是口腔中的细菌经过食物输送到胃肠系统的。如果不清理口腔细菌，就会不断有细菌进入人体的消化系统，造成消化系统炎症。相关研究证明，胃癌、大肠癌、结肠癌等的发病率都与口腔细菌有关。

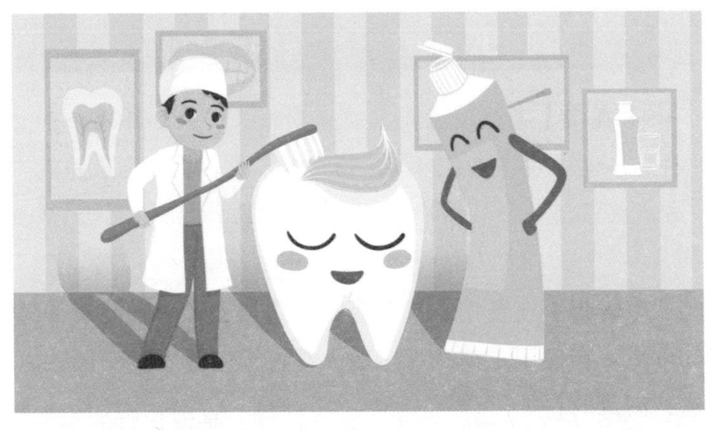

3. 口腔问题影响糖尿病。牙周病已经被列为糖尿病的第六大并发症，两者互为因果，牙周病会加重糖尿病的发展，同时糖尿病也会影响牙周病。糖尿病患者抗感染能力较低，因此牙周病情表现严重、发展速度快。很多数据表明，治疗牙周病后，糖尿病患者的血糖状况会有所改善，而对胰岛素的敏感度也会提高。

4. 影响心血管疾病。口腔中若有大量的细菌，这些细菌就会随着血液循环进入到心血管系统内，引发心脏病和高血压。研究发现，血栓中的细菌和牙周病的牙周袋中的细菌相似或相同。

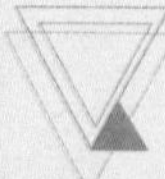

早在 1965 年世界卫生组织就指出“口腔健康是指牙齿、牙周组织、口腔邻近位及颌面部均无组织结构与功能性异常”，其制定的口腔健康标准为：“牙齿清洁，无龋洞，无疼痛感，牙龈颜色正常，无出血现象。”

保护口腔健康一定要从饭后漱口开始，当然定期牙检、洗牙也是必不可少的。

用开水烫一次性筷子可消毒

【真相】高温消毒要真正达到效果必须具备两个条件，一是温度，二是时间。而用开水烫一次性筷子并不能有效杀菌。

【解析】在餐馆、快餐店、路边摊上，一次性筷子随处可见。在使用之前，大多数人都习惯用开水烫一烫，以达到消毒的目的。

实际上，用开水烫一次性筷子并不能有效杀菌。对不同材质的一次性筷子进行微生物含量检测后发现，不管是木质还是竹质筷子，其细菌和霉菌含量都严重超标。按一双筷子 10 克左右计算，木质一次性筷子的细菌含量超标近 24 倍，霉菌含量超标 32 倍；竹质一次性筷子的细菌含量超标近 52 倍，霉菌含量超标 32 倍。

实验检测还发现，用开水烫后，筷子的细菌含量虽有所下降，但依然超标 18 倍。经过茶水和温水处理后，筷子的细菌含量分别是卫生标准的 21 倍和 26 倍。

国际食品包装协会秘书长曾说，要真正达到高温消毒的效果必须具备两个条件，一是温度，二是时间。一般来说，致病性大肠杆菌、沙门氏菌，多数要经 100℃高温作用 1 ～ 3 分钟或 80℃水加热 10 分钟才能死亡。所以，用开水烫一次性筷子并不能有效杀菌。除了一次性筷子的卫生问题，更让我们担心的是它的安全隐患。如果筷子遇水变黄或有刺鼻气味，其有可能被硫黄熏蒸漂白过。正规厂家生产合格的一次性筷子多取材于木材或毛竹，本身含有木素，遇水溶解可能令水变成浅黄色，这种情况一般不会对人体造成危害。按国家规定，竹质一次性筷子允许用食品级的硫黄熏蒸漂白，但每公斤筷子上的二氧化硫残留量应不超过 600 毫克，而木筷子则不允许用硫黄熏制。如果筷子太白，

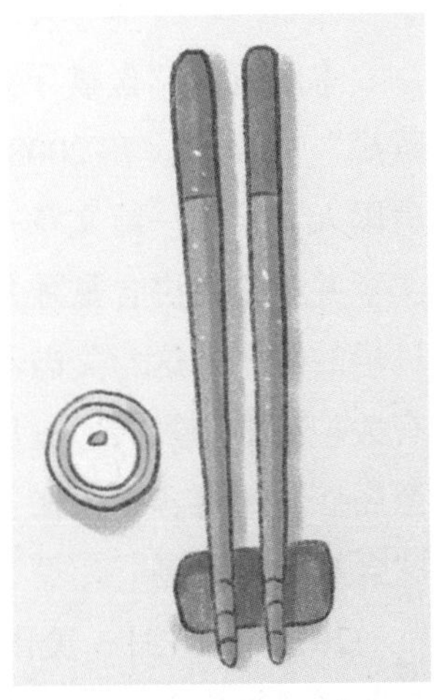

也可能使用了双氧水或氯气漂白。双氧水有强烈的腐蚀性，易腐蚀口腔、食道甚至胃肠。

从气味上来看，合格的一次性筷子带有原材料本身的木香或竹香。如果打开筷子包装后闻到一股刺鼻的酸味，就有可能是硫黄的味道。如果筷子上面有墨绿色或黑色的斑点，就是发霉变质的表现。

有些无良厂家会回收使用过的一次性筷子，简单清洗后削掉外层污垢，再次出售。如果一次性筷子比正常的短且细，易折断，或是两根没有连在一起，就要当心了，它们很有可能经过了“再加工”。

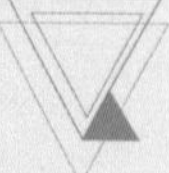

含氟牙膏致癌

【真相】至今仍没有确凿的证据表明氟化物可以致癌，“含氟牙膏致癌”的说法纯属争议性问题。

【解析】“含氟牙膏致癌”的说法可能是对“氟化物致癌”的误解。在2008年，《南方周末》转载了《科学美国人》上的一篇文章——《危险的含氟牙膏》。但这篇文章并不是在讲含氟牙膏的危害，而是在讨论氟化物摄入过量的问题，这与美国不少地方的饮用水中添加氟的背景有关。其中，氟摄入过量引发“神经疾病、内分泌疾病甚至癌症”的内容是存在争议的问题，但此后被人们误解为“含氟牙膏致癌”。

2011年10月，美国加州致癌物鉴定委员会公布了一份题为“氟化物及其盐类致癌性的证据”的文件，该文件对目前关于氟化物及其盐类致癌性研究的论文进行分析，认为并不能得出氟化物致癌的结论。该委员会最终也没有将氟化物加入致癌物名单。

其实，早在1977年就有人提出肿瘤死亡率与饮水氟化有关，世界卫生组织对此给予极大关注。此后各国进行了大量流行病学研究，多数结果表明癌症与饮水氟化之间不存在联系。我国关于饮水氟含量与癌症发病率或死亡率的关系也有许多报道，但未发现存在相关性。动物实验的研究也尚未能提供有力证据说明氟与肿瘤之间的关系。

因此，至今仍没有确凿的证据表明氟化物可以致癌，“含氟牙膏致癌”的说法纯属争议性问题。

就如同盐吃多了也会中毒一样，任何物质都可能因为过量摄入引起中毒，含氟牙膏也不例外。但是，如果正常使用，含氟牙膏是安全的。一个60千克体重的成人，建议的每日氟摄入量应低于4.2毫克。成人牙膏的氟浓度每千克为1000～1500毫克，如果使用1克的含氟牙膏（约1厘米长的膏体），每天刷牙2次，氟总量只为2～3毫克。刷牙后吐掉牙膏浆，已经吐掉了大部分的氟，剩下吞咽到

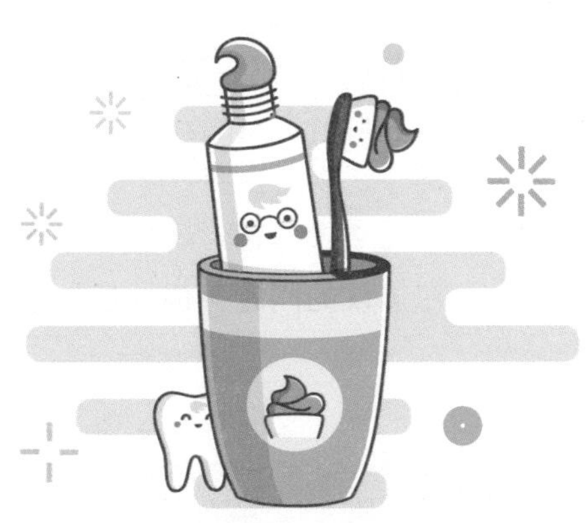

体内的氟只有很少的一部分，不会对人体产生伤害。

对于儿童，特别是 6 岁以下的儿童，由于其吞咽反射比较差，容易在刷牙时吞入牙膏，要注意防止氟摄入过量。一方面，儿童应该使用含氟量较少的儿童牙膏（含氟浓度一般每千克为 250 ～ 500 毫克），并且每天不要超过 2 次，每次的用量也不要超过一颗豌豆的大小。另一方面，家长要监督孩子刷牙，鼓励他们吐出牙膏，不要吞咽。偶尔发生的吞入也不用过于担心，因为即使是使用含氟每千克为 1500 毫克的牙膏，1 岁儿童也要一次服下 33 克才会达到可能的中毒量。美国疾病控制与预防中心也建议，当幼儿满 2 岁后，才开始使用含氟牙膏。

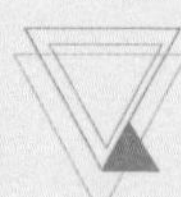

《中国居民口腔健康指南》提出，氟化物的推广应用适用于低氟地区、适氟地区以及在龋病高发地区的高危人群中进行。但是，高氟地区人群是不适合使用含氟牙膏的。在我国的某些区域，如潮汕地区、山西多煤矿的地区，地下水本身含有较高的氟，当地居民长期饮用这些未经降氟处理的水，会因过量摄入氟，造成慢性中毒。轻度中毒者会引起氟斑牙，极少数重度中毒者会导致氟骨症。氟斑牙患者的牙面会出现白垩色斑点，甚至点状凹坑，由于牙本质暴露和着色而变成黄褐色。流言提到的“含氟量高的水质会造成牙齿发黄”，其实就是说摄入过量的氟会引起氟斑牙。

住酒店会感染性病

【真相】只要酒店进行了合格的消毒措施，下一个使用该批卫浴用品的人并不会因此被感染。

【解析】有人认为，酒店的公共卫生用品可能被性病患者的体液污染，消毒也不能去除（或消毒不合格）。如果使用这些公共卫生用品（毛巾、床单），可能导致感染某些性病。

2013年1月1日开始施行的《性病防治管理办法》中定义，性病是以性接触为主要传播途径的疾病。但除了性接触，类似性行为及间接接触（如共用卫浴用品、某些器具）也是性病的传染途径之一。性病除会损害泌尿生殖器官外，还能借助血液循环损害全身各个重要的组织和器官。

因病原的不同，有些性病可能会因间接接触而感染，如阴道毛滴虫、阴虱、疥疮等。这些病原对传染环境的要求较低，同时无须进入体内并有可能在体外环境寄生，因此有可能通过不洁的污染内衣裤、共用毛巾等造成家庭内的聚集性感染。一般这些疾病的患者，都会被建议单独清洗贴身衣物以及不与家人共用毛巾。虽然患有这些性传播疾病的人可能会污染酒店的卫浴用品，但通常来说，只要酒店进行了合格的消毒措施，下一个使用该批卫浴用品的人并不会因此被感染。

至于流言中重点提出的尖锐湿疣，其病原体人类乳头瘤病毒（HPV）确实是一种顽固的病毒。流行病学已经证明它会通过性行为传播,但是否可能通过污染物间接传播，

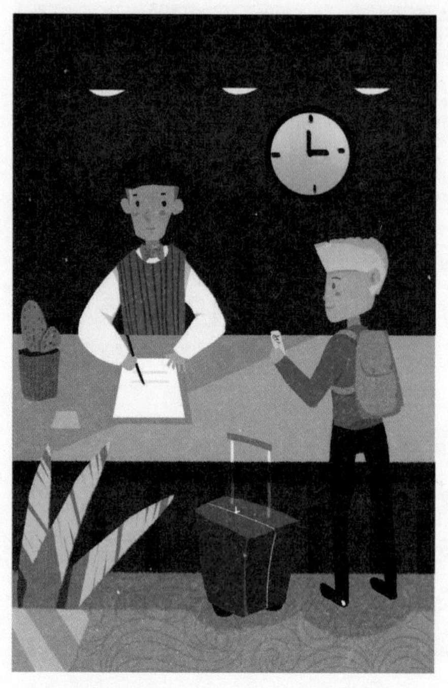

尚无定论。即使临床上有在安全套覆盖范围外的尖锐湿疣感染并发病的病例，也仅说明人类乳头瘤病毒的感染能力较强。不过，这样的病例还是因为密切的性接触造成的，即安全套覆盖范围以外的黏膜或皮肤，接触含有病毒的体液浓度高且量大。如果皮肤无破损，只是正常使用酒店毛巾或设备，则不太可能因此感染 HPV 进而患上尖锐湿疣。

此外，艾滋病是人们担心的另一种性传播疾病，它的病原体 HIV 在体外 4℃的环境中能存活 4 ～ 10 日，但在 56℃以下放置 10 分钟或 70℃以下放置 4 分钟，即可完全灭活。一般酒店的消毒措施即可杀死病原体。

虽然某些性病病原体可以在酒店公共的卫生用品上存活一段时间，但是卫生合格的酒店是必须要对用过的卫生用品消毒的。通常消毒是指杀灭或清除传播媒介上的病原微生物，使之达到无害化的处理。

目前由卫生监督机构对酒店、旅馆的住宿环境进行公共场所卫生监督量化分级评分，评分内容涵盖卫生管理制

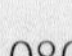

度、建筑布局、生活饮用水、消毒洗衣情况等多个方面，同时还会根据评分情况，对不同卫生环境状况的公共场所分级并颁发相关的牌照。通常牌照分为 ABC 三个等级，按法规要求，牌照要被悬挂在公共场所的显眼之处。我们入住酒店前，不妨留意下酒店的卫生监督资格审核情况。刻意逃避卫生监督机构管理的地下小旅馆可能会存在较大风险，不在本文讨论之列。

空气清新剂能净化空气

【真相】有的空气清新剂不仅不能净化空气，还可能生成新的污染物。

【解析】许多人有每天在家里、汽车或办公室使用空气清新剂的习惯。但有的空气清新剂不仅不能净化空气，还可能生成新的污染物。

中国科学院广州地球化学研究所的科学家通过对市面上销售的 14 个品牌的 26 盒空气清新剂进行检测发现，虽然不同产品的成分不同，但其萜类化合物的含量都超 40%。这些化合物会与空气中的臭氧反应，生成甲醛粒、直径小于 0.1 微米的超细微粒（PM0.1）和过氧化物等有害物质。这就意味着，使用这类空气清新剂造成的二次污染将更严重。

另据美国自然资源保护协会的报告，有的空气清新剂中含有的邻苯二甲酸酯成分会对人类健康造成危险，尤其对孩子和孕妇的危害更大。因为邻苯二甲酸酯迁移性高，

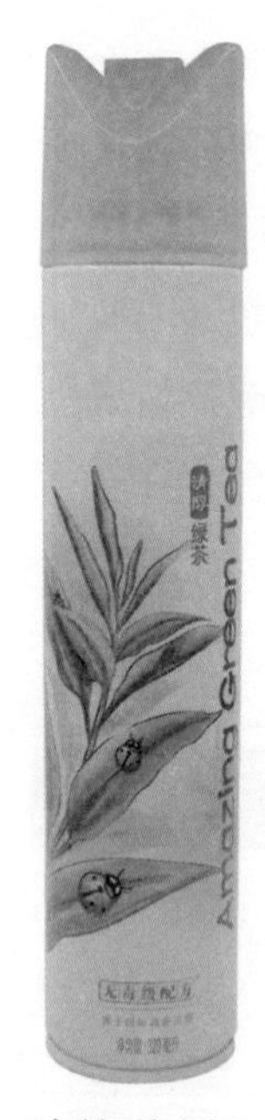

很容易从产品中释放，并通过呼吸道、消化道、皮肤等途径进入人体，造成儿童性早熟。还有研究表明，邻苯二甲酸酯在人体和动物体内发挥着类似雌性激素的作用，可以干扰内分泌，使男子精液量和精子数量减少、精子的运动能力低下、精子形态异常，严重的会导致睾丸癌，是造成男子生殖问题的罪魁祸首。

清新剂其实名不副实，它只是靠强烈的香气盖住了异味，靠混淆人的嗅觉“淡化”异味，从而达到“净化空气”的效果。字典里，“清新”的意思是清爽而新鲜，可空气清新剂却不能“清新”空气，只能叫“气味掩盖剂”。建议大家在室内或车内时，如果没有很大感官上的不适感，最好慎用空气清新剂。当室内有异味时，开窗通风是最好的办法。喷过空气清新剂的房间，人不要马上在里面活动，应当等气味消散后再进去。

小病不断，大病不患

【真相】经常生病，证明身体免疫力低下，反而易患各种大病。

【解析】首先要告诉大家，人体生不生病，全靠免疫系统说了算。如果免疫系统足够强大，可以抵御外侵病毒和细菌，也能强悍地消灭体内的坏细胞（如癌细胞和衰老细胞），我们就会身体健康，安然无恙。但如果身体免疫力低下，就比较容易生病。

经常感冒发烧的人往往表明他们自身的免疫功能较差，反而患大病的概率更大。另外，感冒看似小病，也会存在诱发肺炎、心肌炎等严重并发症的情况，不容小觑。

确实，有些疾病我们得过一次，就会获得长久的免疫力，如水痘、腮腺炎，这可以说成是生病增强了我们的免疫力。但是，引起这些疾病的病毒或细菌往往就是单一的一种，人体获得针对它们的抗体后就可以长期维持免疫力。然而引起感冒或者流感的病原体，却非常复杂。例如，今年引起流感的病毒，明年可能就“功成身退”换成另外一种病毒了，因此每年都有新一轮的流感和感冒暴发。其实我们可以从不同个体面对感冒时的症状来判断其免疫力的强弱。例如，有的人感冒后几乎没有症状，仅仅历时 2 ～ 3 天就痊愈，这通常是因为患者免疫力强大或者是曾经感染过这种病毒。而有的患者感冒后会出现明显的反应，包括咳嗽、流脓鼻涕、发烧等，这通常是因为人体免疫系统不足以抵抗病毒的入侵，不能很快将它们消灭，从而引发身体更全面更强烈的免疫反应。还有部分患者，感冒症状更严重，病程历时更长，甚至可以发生危及生命的并发症，这往往是因为人体的免疫系统抵御不了外界病原体的攻击。所以，感冒并不会增强人体免疫力，而免疫力低下的人群更容易受到感冒病毒的袭击，也更容易产生严重的反应和后果。

此外，还有很多人说经常感冒可以预防癌症。目前为止，没有任何权威报道证明感冒和癌症有关系。但是，免疫力低下是非常明确的癌症高危因素，如艾滋病患者因艾滋病病毒对人体免疫细胞破坏，造成人体免疫力低下。艾滋病患者会经常出现感冒、感染等情况，还容易罹患各种癌症，如卡波西肉瘤、淋巴瘤等。此外，癌症等疾病是遗传与环境共同作用的结果，想要简单地靠易患感冒与否来预测一个人是不是容易患大病，没有任何科学依据。

总之，大家不可轻信“小病不断大病不患”的谣言，平时就要关心自己的身体健康，有病及时就医。

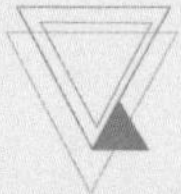

脱发是因为洗发水里的硅油

【真相】硅油是一种大分子物质，并不会被毛囊吸收，且洗发水中的硅油成分并不多，在起清洁作用的表面活性剂作用下，再加上大量清水的冲洗，几乎不会残留在毛囊中。

【解析】说洗发水里含“硅”，其实并不是指含有硅单质，而是指化学性质很稳定的二甲硅油。它能够附着在发丝之上，填补毛鳞片受损的部位，使头发的表面变得更平滑，也就是广告中常常提到的“修复”功能。经过“修复”的头发，光亮易梳理，自身也更强韧。另外，它还有一个优势：形成的保护层能明显保持头发内水分含量——与单纯使用洗发水后的头发相比，使用过护发素的头发在低湿度条件下可减少水分流失，在高湿度条件下又可防止头发过分吸湿。头发过湿或过干都会引起梳理困难、发型变化。

导致脱发的原因有很多，包括内分泌脂溢性皮炎脱发、精神压力造成斑秃、内科病造成脱发、产后脱发、失眠脱发等，但因使用洗发水导致脱发的情况非常少见。同时，硅油是一种大分子物质，并不会被毛囊吸收，且洗发水中的硅油成分并不多，在起清洁作用的表面活性剂作用下，再加上大量清水的冲洗，几乎不会残留在毛囊中。因此，消费者不必过于担忧。

那么，洗护用品中的硅油会影响头皮健康吗？

首先，化妆品成分评价（CIR）专家小组认为硅油用于化妆品是安全的，对皮肤没有刺激性。虽然它能在皮肤上形成疏水膜，但同时也是透气的。在查找文献的过程中，没有找到任何它与致痘、致粉刺、致脱发、致过敏相关的信息，它反倒是经常用在标明不致痘或无油这样的产品中。这也是它相比传统油脂的优势所在。

其次，在洗发产品里添加 PDMS（聚二甲基硅氧烷，有机硅的一种）有时的确会有小小弊端。例如，短发的人很少有护发的需要，他们如果选择含有 PDMS 的洗护产品，就要承担多出的成本，有些“不划算”。此外，由于 PDMS 会吸附在头发上，造成头发变粗、重量变大，同时又会减少头发之间的

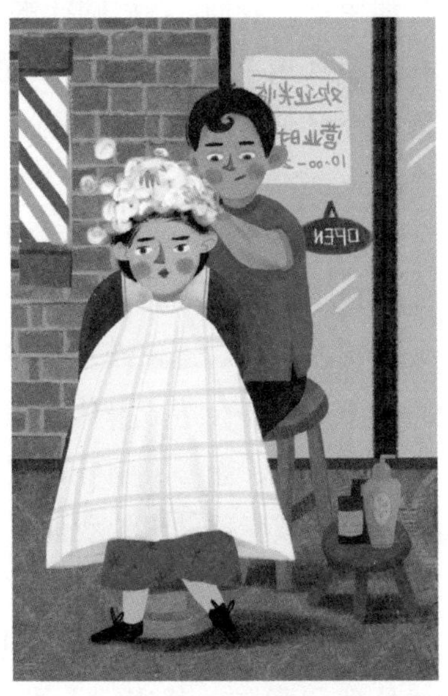

静电，那么头发干燥后通常显得扁塌、不蓬松，对于细软发质的人这可不是好现象。对此，我们可选择不含 PDMS 的洗发水，但需要当心里面含有鲸蜡醇、硬脂醇或葵花子油之类的成分，而它们中的某些成分具有致粉刺性与致痘性。

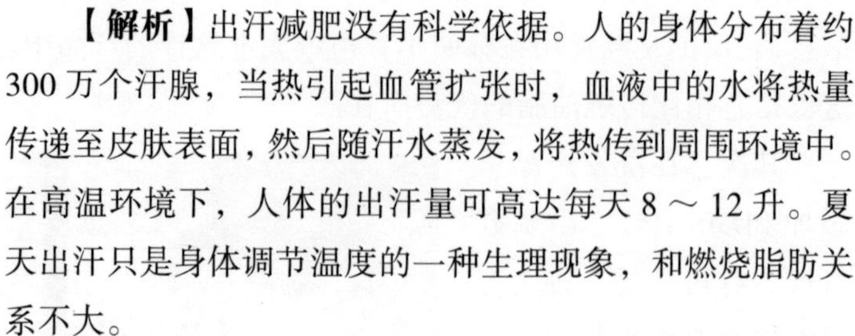

汗流浃背就能瘦

【真相】多出汗就能多燃脂是不科学的，有时可能会导致脱水和运动损伤。

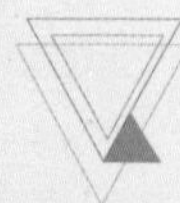

【解析】出汗减肥没有科学依据。人的身体分布着约 300 万个汗腺，当热引起血管扩张时，血液中的水将热量传递至皮肤表面，然后随汗水蒸发，将热传到周围环境中。在高温环境下，人体的出汗量可高达每天 8 ～ 12 升。夏天出汗只是身体调节温度的一种生理现象，和燃烧脂肪关系不大。

其实，人体中的水分主要分布在体液和肌肉细胞中，而不在脂肪细胞中。大量出汗后人体会出现口渴感，导致大量饮水，而后迅速恢复原体重。大量流汗易造成脱水，纠正不及时还会造成身体电解质紊乱，严重时会出现肌肉痉挛、抽筋、恶心、呕吐、眩晕等不同程度的症状。

说到减脂这件事，我们首先需要知道哪些是人体的供能物质，即糖、脂肪和蛋白质。其中，蛋白质是构成身体器官的重要组成成分，基本上不参与能量供给，剩下的就是糖和脂肪。其实，人体是一部混合动力系统，我们

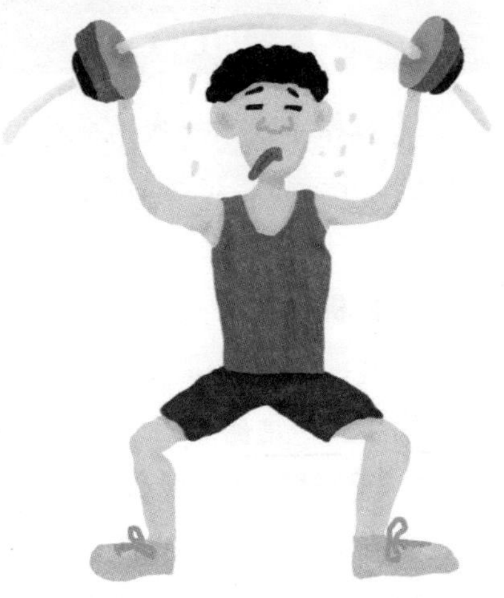

减脂主要是指消耗脂肪，那么如何在运动中最大化地让脂肪燃烧呢？人体运动科学家通过运动实验找到了让脂肪多多燃烧的秘密：人体在刚开始运动时，糖和脂肪都参与供能；随着运动时间和运动强度的增加（运动时间至少持续30分钟以上，运动强度达到最大心率60%），脂肪供能比例也会不断提高，但达到最大心率70%时，脂肪供能比例又开始下降，因此保持在最大心率60%～70%就是我们人体的最佳燃脂心率区间，这也是中等强度运动的心率区间划分。

最大心率可以采用经验公式计算：220－年龄＝最大心率。那么，我们在运动中如何测算自己的心率呢？最直接的方法就是使用心率表。还有一种方法是自我感觉，从"有点儿累"到"比较累"之间，就是我们划分的中等运动强度，也就是最佳燃脂的心率区间。这个阶段的特征是我们有点儿呼吸急促、能感觉到心跳、周身微热、有微汗，可以说话但不能唱歌。但是，如果身体出现心慌、气短、头晕、大汗、疲惫不堪等症状，即表明已经超过目标心率，应该停下来重新调整一下运动强度。

“助眠食物”可信吗

【真相】没有一定有效的助眠食物，但让人睡不好的饮食生活习惯证据确凿。

【解析】在有关的营养素中，L- 色氨酸是被研究最多的。这种氨基酸进入身体后会转化成与睡眠相关的两种化学物质：一是褪黑素，有助于调节睡眠周期；二是 5- 羟色胺，起到让人放松的作用。

含有大量色氨酸的食物包括禽肉、鸡蛋蛋白、大豆、低脂奶制品、黑芝麻、核桃、杏仁等。但多吃含色氨酸的食物就能助眠了吗？很遗憾，事实没那么简单。近 20 年的系统回顾分析发现用色氨酸治疗失眠的临床结论并不统一，也没有定论，还需要更多对照临床研究。也就是说：有的人吃了有效，有的人吃了无效。

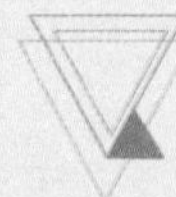

到底对谁有效，吃多少有效，科学家还没有信心告诉你确切的答案。

虽然助眠的食物证据不足，但是让你睡不好的吃法证据确凿。比如，以下这些食物可能会让你睡不着：

1. 睡前喝含咖啡因的饮品。一般建议睡眠不好的人睡前 6 小时内避免摄入咖啡因。咖啡因的刺激作用可能需要几个小时才能消失。

2. 睡前 2 小时内吃饱和脂肪和糖含量高的食物。尤其建议有入睡困难和睡眠浅的人，晚餐不宜吃高油高糖的食物。

3. 睡前吃辛辣食物。

4. 睡前多喝水。睡前喝太多水后夜里总起来上厕

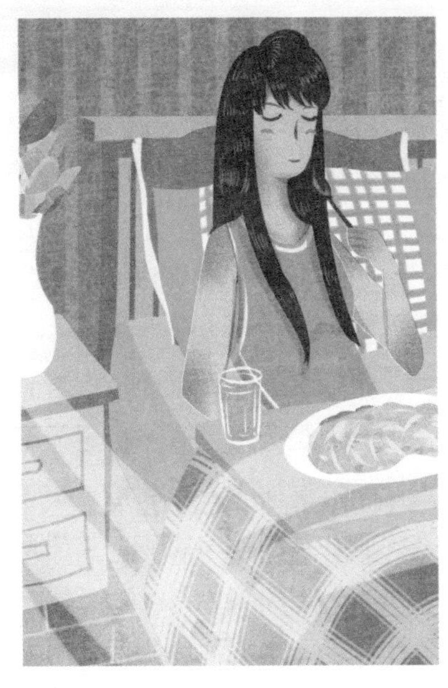

所，睡眠质量怎么能好呢？

5. 睡前饮酒。虽然酒精会让人昏昏欲睡，但也会降低睡眠质量，如深度睡眠变浅，并且夜间容易醒。

可见，食物对睡眠的改善作用并不确定，且因人而异，每个人基因不同代谢也不同。吃有营养的食物没有坏处，但是大家不要抱着一定有效的期待。

健康的食物要吃，但什么都不能多吃。事实上，吃太多任何一种食物都没有好处。

某些食物如果对你睡眠有用，如睡前 1 小时喝一杯热牛奶，那么就保留这种习惯。不过还是那句话，对你有效的食物对别人不一定有效。还有其他方法，如洗热水澡、按摩放松，按时起床按时睡觉，也都能放松促进睡眠。

有严重的失眠状况时，建议去看神经内科。

总之，建议大家吃健康的食物，多吃新鲜水果、蔬菜、全谷物和低脂肪蛋白质，保持健康的体重和适当的运动。

保持健康作息，找到释放压力的出口，好好睡觉，永远错不了。

食物清洗变色是添加了人工色素

【真相】在日常生活中看到食物变色、褪色的现象基本都是天然色素不稳定或溶解造成的。

【解析】有流言称如果食物在清洗时会变色，那就意味着它被添加了人工色素。

实际上，在日常生活中看到食物变色、褪色的现象，基本上都是天然色素不稳定或易溶解造成的。人工色素稳定性好，反而不容易褪色。常见的天然色素包括四吡咯色素（血红素和叶绿素）、类胡萝卜素（如胡萝卜素、番茄红素）、多酚类色素（如花青素）、甜菜色素等。按其溶解性可分为水溶性和脂溶性两大类。多酚类色素和甜菜色素都属于水溶性色素，它们遇水溶解，就会发生“掉色”现象。如桑葚、草莓、蓝莓等食物中所含的花青素，在水洗的时候由于细胞破损，使花青素溶出而掉色是很正常的。红甜菜、红苋菜、红火龙果的红色是甜菜红素，它们在水洗、水煮时，色素也会溶到水中。还有很多天然食物有变色现象，这是因为天然色素往往化学性质不稳定，遇到酸、碱、热、

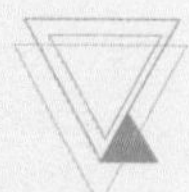

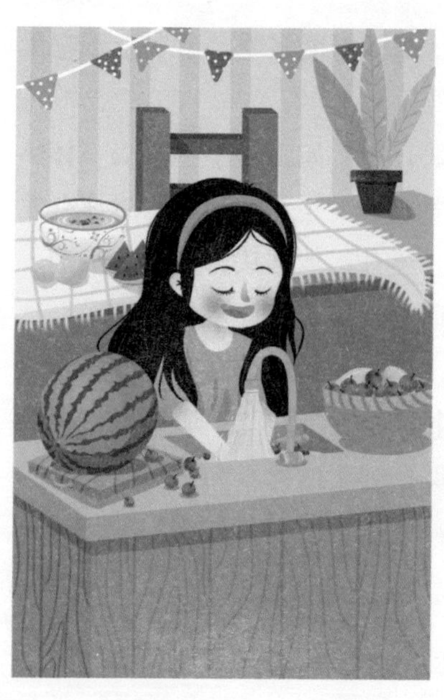

氧化剂、氧化酶等都会发生变化。人工色素在开发筛选的时候，就以着色力强、稳定性好为筛选标准，相比天然色素更加不容易褪色。严格按照国家食品安全标准添加的人工色素，其安全性是可控的。

喝骨头汤真的能补钙

【真相】“喝骨头汤能补钙”这种说法是不科学的。

【解析】首先，骨头中的钙在生物角度来说究竟有什么属性？可以肯定的是，骨头当中的确含有大量的钙质，几乎是动物全身含钙比的 90% 以上。但需要注意的是，这种藏在骨头中的钙属于生物钙，常规的烹饪方法很难将其与骨头分离，即便是长时间熬制也难以产生出大量可供人体吸收的游离钙。

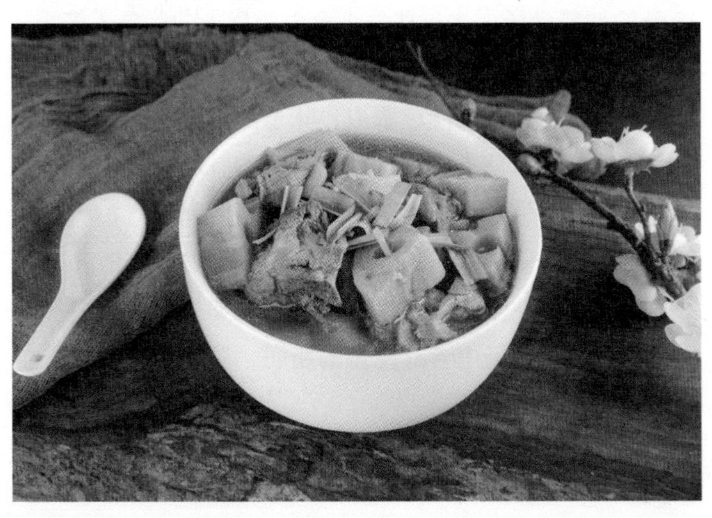

为什么会是这样呢？在过往的一项研究中发现，用1公斤骨头炖汤，两小时后100毫升汤中的钙浓度不到2毫克，即便研究人员延长了炖煮时长、增加了骨头量，最终100毫升汤中的钙浓度还是没有超过4毫克。所以，人体要从骨头汤中摄入更多的钙，几乎是不可能的。更为重要的是，钙只有完全转化为离子状态，才能在人体的肠道内被吸收。

既然从化学角度看，骨头通过熬制的方式无法为我们提供更多的钙，那如果在水中加入一些醋能不能让钙质更好地分离出来呢？一项相关的调研为我们提供了一份很好的答案。调查人员为检测部门提供了3种样品，分别为牛奶、纯骨头汤、加醋的骨头汤。经检验，纯骨头汤的钙含量为每升11毫克，加醋的骨头汤中钙的含量为每升43.2毫克，而每升牛奶中的钙含量大约为1113毫克。换言之，纯骨头汤中的钙含量只有牛奶的1%，而加醋的骨汤中的钙含量也只有牛奶的4%，也就是说，我们需要喝25升的加醋骨汤，才与从一小盒牛奶摄入的钙差不多。

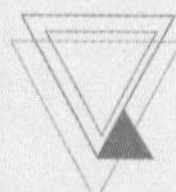

那为什么大多数的老百姓会有“多喝骨头汤就能补钙”的说法呢？因为骨汤颜色浓白，味道醇美，大家误认为骨头中的钙可以被熬煮出来。其实熬好的骨汤像牛奶一样纯白，是因为汤中含有很多脂肪，经过长时间熬煮，肉与骨分离，其中肉里的脂肪被溶解到汤中，而这些分散开来的细微脂肪液滴被蛋白质所包裹，颜色就如牛奶般纯白。白色越浓就意味着汤中含有越多的脂肪，脂肪越多，就越能带来醇香味美的口感。

在饮食上，除了上述所提到的牛奶，还有酸奶和奶酪都是补钙的佳品。大豆及其制品、芝麻酱、坚果、鱼虾贝类等海鲜也是补钙食品中很好的选择。此外，大多深绿色蔬菜的钙含量都很高，如菠菜、小油菜、芥蓝等，而且这些蔬菜中含有的维生素、镁、钾等能促进人体对钙的吸收和利用。所以说，增加适量的蔬菜摄入量是有助于保持人体骨骼健康的。

除去以食补钙这种方式，对于一些吸收或消化不良，以及饮食不均衡的特殊人群，也可以选择钙营养补充剂补钙。

微波炉加热食物会致癌

【真相】微波炉加热食物不会致癌。不要担心吃微波烹饪的食物会对人体有害。

【解析】无火煮食已成为都市饮食潮流，尤其是微波炉的诞生，更为不少人带来方便。上班族都爱带午餐饭盒，只要放在微波炉里加热，不久饭盒就变得“香喷喷”的。然而不少人担心多吃用微波炉加热的食物会导致癌症，对此敬而远之。事实究竟是否如此？

微波炉是透过微波产生的辐射电子形成有序的空间电子流，用磁场穿过电子流产生控制作用，在磁场控制和给定的几何环境下产生电子流的交变，再通过波导管使交变电子流进入食品加工区域。简单地说就是，微波炉能发出2450兆赫的超短速电磁波，令食物内的水分子产生共鸣振动，能快速将食物解冻或加热煮熟，既省时又方便，同时还能保留食物内的营养。

微波炉的主要作用是加热食物中的水分子，由其工作原理可知，微波炉确实存在辐射，但这些辐射并不会对人体造成伤害。原因是，微波炉中的电磁场只对食物中的水起作用，它在封闭环境下对外界的影响很小，正规厂家生产的、带有 3C 标志的微波炉都是安全的，不会对人体产生有害影响，更别说损伤大脑了。

辐射线有热能、电波、X 光、红外线、核放射线等多种，而微波属热能射线，将热能传送到食物上，令食物产生加温反应，而食物本质并不会受到任何影响。

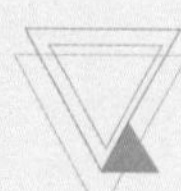

事实上，微波炉的加热效率是最高的，其热效率高达 80% 以上，其他加热方式的热效率仅为 30% ～ 50%，因此微波对食物营养素的破坏反而较小。

如果食物加热温度超过 120℃，的确会产生致癌物，氨基酸和碳水化合物反应可能产生丙烯酰胺类致癌物；超过 200℃，蛋白质可能产生杂环胺类致癌物；超过 300℃，食物中的脂肪会大量产生苯并芘类致癌物。

然而，这并不是说微波食品致癌，任何传统烹饪方法

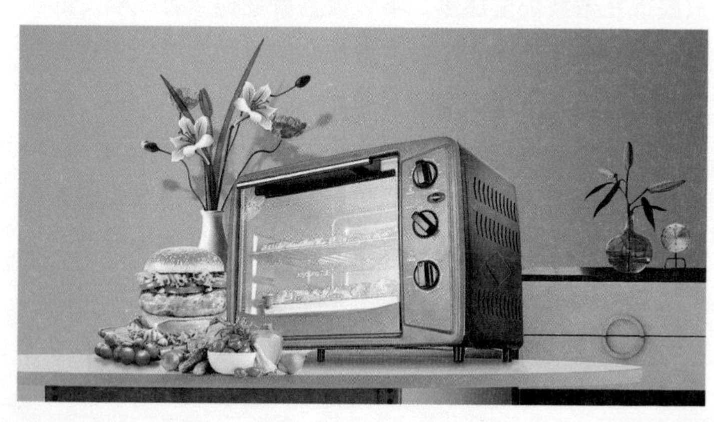

如果达到以上温度，也可能致癌，如油加热时间过长或者食物烧煳焦化。

用微波炉加热时，如果食物被烧煳、烧焦，那是有可能产生有害物质的。不过这归咎于食物被烧煳、烧焦，跟加热方式无关。

另外，微波炉烹饪的食物中是否有微波残留？答案是微波根本不会残留在食物里面。因为微波是一种超高频无线电波，其和收音、电视系统所用的无线电波性质基本相同，只是微波炉所用的频率比收音机和电视机要高。如同电视台停止播送电视节目时我们收不到电视信号一样，一旦微波加热结束，磁控管便停止发射微波，食物中就不会有微波存在了。

所以，不要担心吃微波炉烹饪的食物会对人体有害。

“坐月子”要多吃老母鸡

【真相】“坐月子”吃老母鸡不但不能催乳，反而还会引发奶水不足。

【解析】产妇刚刚生完孩子时，身体极度虚弱，需要多多进补。民间就流行着这么一种进补的方法，就是炖老母鸡给产妇吃。人们认为老母鸡不仅营养丰富可以补益身体，而且还有催乳的功效，所以“坐月子”的女性要多喝老母鸡炖的汤。

实际上，老母鸡身上脂肪较多，所以老母鸡炖的汤不仅浓稠而且油腻。产妇刚刚分娩之后，消化功能往往比较弱，很难消化和吸收太过油腻的东西，每天都喝老母鸡炖汤难免引发消化不良。

吃老母鸡能催乳，这完全是人们“以形补形”的错误进补思想。事实上，老母鸡不但不能催乳，反而还会引发奶水不足。老母鸡含有丰富的雌性激素，而且饲养年限越久，雌性激素越多。刚刚分娩的女性，由于胎儿和胎盘离开了母体，身体里的雌性激素水平显著下降。人体的激素系统随之会分泌催乳激素，刺激雌性激素的分泌和乳汁的产生。但是如果产妇在食物中摄入太多的雌性激素，就会抑制催乳激素的释放，从而减少乳汁的产生和分泌。

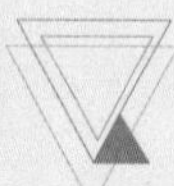

可见，孕妇不适合多喝老母鸡汤。炖制鸡汤时要剔除鸡身上富含脂肪的鸡大腿、鸡胸肉之后，再进行炖汤，这样可以减少脂肪。产后的饮食应该以天然食品为主，少吃人为加工的食物。除了多吃鸡、鸭、鱼、肉等富含营养的食物，还要适当吃一些水果和蔬菜，忌吃生冷、辛辣的食物。

蔬菜扎胶带会使甲醛超标

【真相】甲醛的水溶性和挥发性很强，很难转移到蔬菜中。

【解析】胶带多用于超市货架或室内农贸市场，与蔬菜接触时间短，甲醛的水溶性和挥发性均强，很难转移到蔬菜中。日常使用的胶带常用以聚丙烯薄膜为基材，经过涂抹黏合剂制成。有些黏合剂在制作过程中会使用甲醛作为辅料，可能会存在少量甲醛的残留物。

我国国家标准《食品容器、包装材料用添加剂使用卫生标准》（GB 9685-2008）中明确规定，甲醛可用于食品接触性黏合剂生产，最大残留量每千克应小于15毫克。《食品接触材料及制品用添加剂使用标准》（GB 9685-2016）中明确列出了食品接触材料黏合剂允许使用的添加剂清单；《包装用塑料复合膜、袋干法复合、挤出复合》（GB/T10004-2008）明确了食品包装用塑料膜的质量安全标准。

其实，农产品在从产地到农批市场过程中，都是大宗包装储运，并无使用胶带现象；传统农贸市场摊贩销售大都以散卖为主，也较少使用胶带。胶带多用于超市货架或者室内农贸市场，主要是供货商为方便计量计价采取的分拣分装措施。蔬菜捆扎用的胶带仅有很窄的一条，其甲醛残留量很低，而且与蔬菜接触时间较短，同时甲醛的水溶性和挥发性很强，很难在蔬菜表面积累。

汤煲越久越营养

【真相】用“老火”炖汤不但不会增加汤里的营养物质，甚至还会造成许多营养物质的流失。

【解析】有句俗话叫“煲三炖四”，指的就是煲汤的时候煲要3个小时，炖要4个小时。人们认为这种三四小时的“老火”能够把食材里的营养物质都炖出来，这样做出来的汤不仅味道鲜美，而且营养也更加丰富。

然而，用“老火”炖汤不但不会增加汤里的营养物质，甚至还会造成许多营养物质的流失。因为高温会破坏维生素，尤其是维生素 B 和维生素 C，同时还会使蛋白质变性从而破坏其营养价值。

许多食材中还含有铅、汞等重金属，煲煮的时间越长久，这些金属会析出越多，溶解到汤里面。这样就会导致汤里面的有害物质越来越多。

虽然有人还会经常在汤中加些药材来增加营养，但是如果药材与食材相冲，那么炖煮的时间过长，不仅会减少了营养物质，还可能产生许多有害的物质。

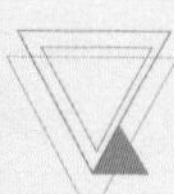

汤中往往含有较多的脂肪和嘌呤，这些物质会加重痛风、心血管疾病和高血压的病情。另外，浓汤还会刺激胃酸的分泌，加重胃溃疡、胃出血的病情。

一般来说，大多数的汤炖上 2 ～ 3 小时就已经足够。在炖煮过程中要注意含有维生素多的食材应该在汤已经煮了一段时间后再放入锅中。有痛风、心血管疾病、高血压、胃溃疡等疾病的人则不宜多喝肉汤。

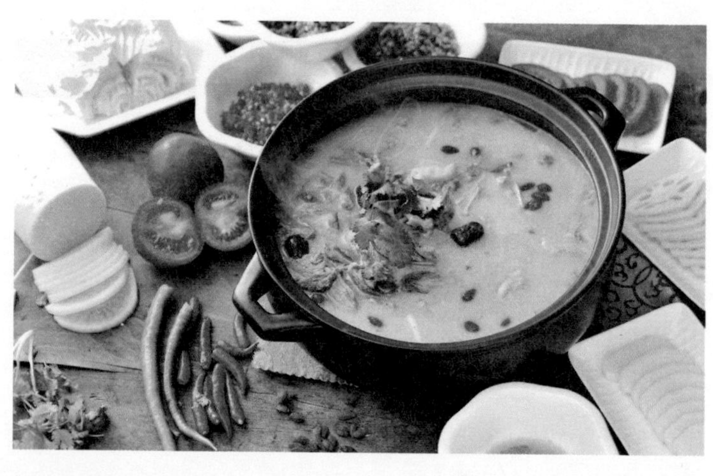

绿植能除甲醛

【真相】绿植除甲醛的效果微乎其微，开窗通风才是最便捷有效的手段。

【解析】首先我们要确定一点，那就是甲醛对于植物来说也不是什么好东西。这种化学物质同样会与植物的蛋白质、核酸和脂类物质发生反应，伤害植物细胞。以对甲醛反应敏感的植物红花酢浆草为例，只要把它放在甲醛浓度为 0.1mg/m^3 的环境中 3 个小时，就会有 95% 的叶片受伤（按面积比计算），整个叶片变为黄褐色且失水萎蔫，成了枯草。

当然，有些植物体内存在一些用于清除甲醛的“流水线”，它们会使甲醛与特定的化学物质反应生产出氨基酸（如丝氨酸），或者是直接分解成水和二氧化碳，从而使其进入物质循环，用于制造新的糖、脂肪或者蛋白质。从表面上看，这个过程一方面降低了甲醛对植物细胞的破坏，另一方面，还增加了植物的“营养物质”。毕竟，从甲醛来的碳元素和从二氧化碳来的碳元素是没有区别的。不过，要注意的是，这也仅仅是植物的防御反应。说白了，对植物而言处理甲醛也只是个不得已而为之的活动。

既然这些植物具备吸收甲醛的能力，那用它们来净化家中的甲醛是否可靠呢？有研究人员通过模拟空气中含有甲醛的居室，测定了一些常见的室内盆栽观赏植物对甲醛的处理能力。从实验得到的吸收效率来看，植物处理甲醛的能力还不足以在短时间内显著降低一般居室内的甲醛浓度。举例来说，目前被广泛推崇的吊兰处理甲醛的平均速度是1平方米大的叶片每小时处理0.15毫克的甲醛。实际上，通常一株吊兰的叶面积不足0.1平方米，也就说，一株吊兰1天之内能处理的甲醛总量只有0.36毫克。如果100平米，层高3米的居室内，每立方米甲醛浓度为0.5毫克，总共有150毫克甲醛，要降到安全标准（每立方米甲醛浓度为0.1毫克）就需要至少清除120毫克甲醛。那这株吊兰必须要辛辛苦苦工作333天。当然，这还不算从装饰材料里新挥发出来的甲醛。

其他有吸收甲醛能力的植物，有的吸收速率比吊兰稍高，有的叶面面积稍大，但都不会带来明显的改善，其实际的处理作用还是相当有限。此外，吸收实验的数据是在相对较小的空间里取得的，也就是说，甲醛还不能在空间随便飘荡，要时刻围绕在植物旁边才能被有效清除。形象地来说，植物不是吸尘器，而是“愿者上钩”的渔网。

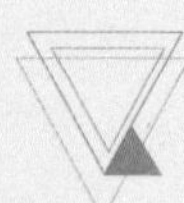

绿植除甲醛的效果微乎其微，那我们该怎么办呢？在有关通风对甲醛浓度影响的实验中，给予居室强制通风3个月后，室内每立方米的甲醛浓度就会由最初的0.248毫克降至0.071毫克，降幅达到75%。看来开窗通风才是清除甲醛最便捷有效的手段。

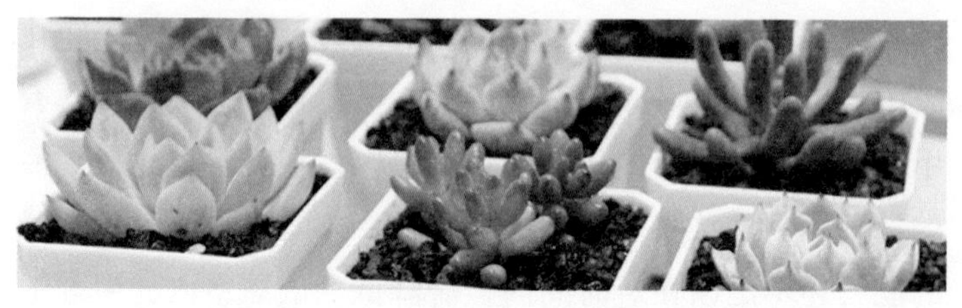

中国市民健康素养 66 条

一、基本知识和理念

1. 健康不仅仅是没有疾病或虚弱，而是身体、心理和社会适应的完好状态。

2. 每个人都有维护自身和他人健康的责任，健康的生活方式能够维护和促进自身健康。

3. 环境与健康息息相关，保护环境，促进健康。

4. 无偿献血，助人利己。

5. 每个人都应当关爱、帮助、不歧视病残人员。

6. 定期进行健康体检。

7. 成年人的正常血压为收缩压≥ 90mmHg 且＜ 140mmHg，舒张压≥ 60mmHg 且＜ 90mmHg；腋下体温 36 ～ 37℃；平静呼吸 16 ～ 20 次 / 分；心率 60 ～ 100 次 / 分。

8. 接种疫苗是预防一些传染病最有效、最经济的措施，儿童出生后应按照免疫规划程序接种疫苗。

9. 在流感流行季节前接种流感疫苗可减少患流感的机会或减轻患流感后的症状。

10. 艾滋病、乙肝和丙肝通过血液、性接触和母婴三种途径传播，而日常生活和工作接触不会传播。

11. 肺结核主要通过病人咳嗽、打喷嚏、大声说话等产生的飞沫核传播；出现咳嗽、咳痰 2 周以上或痰中带血，应及时检查是否得了肺结核。

12. 坚持规范治疗，绝大部分肺结核病人能够治愈，并能有效预防耐药结核病。

13. 在血吸虫病流行区，应尽量避免接触疫水；接触疫水后，应及时进行检查或接受预防性治疗。

14. 家养犬、猫应接种狂犬病疫苗；人被犬、猫抓伤、咬伤后，应立即冲洗伤口，并尽快注射抗狂犬病免疫球蛋白（或血清）和狂犬病疫苗。

15. 尽量避免接触蚊子、苍蝇、老鼠、蟑螂等会传播疾病的昆虫或动物。

16. 发现病死禽畜要报告，不加工、不食用病死禽畜，不食用国家保护的野生动物。

17. 关注血压变化，控制高血压危险因素，高血压患者要学会疾病自我管理。

18. 关注血糖变化，控制糖尿病危险因素，糖尿病患者应加强自我管理。

19. 积极参加癌症筛查，及早发现癌症和癌前病变。

20. 每个人都可能出现抑郁和焦虑情绪，正确认识抑郁症和焦虑症。

21. 关爱老年人，预防老年人跌倒，识别老年期痴呆。

22. 选择安全、高效的避孕措施，减少人工流产，关爱女性生殖健康。

23. 保健食品不是药品，正确选用保健食品。

24. 劳动者要了解工作岗位和工作环境中存在的危害因素，遵守操作规程，注意个人防护，避免职业伤害。

25. 从事有毒有害工种的劳动者享有职业保护的权利。

二、健康生活方式与行为

26. 健康生活方式主要包括合理膳食、适量运动、戒烟限酒、心理平衡四个方面。

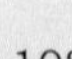

27. 保持正常体重，避免超重与肥胖。

28. 膳食应以谷类为主，多吃蔬菜、水果和薯类，注意荤素、粗细搭配。

29. 提倡每天食用奶类、豆类及其制品。

30. 膳食要清淡，要少油少盐，食用合格碘盐。

31. 讲究饮水卫生，每天适量饮水。

32. 生、熟食品要分开存放和加工，生吃蔬菜水果要洗净，不吃变质、超过保质期的食品。

33. 成年人每日应进行 6000 ～ 10000 步适当量的身体活动，动则有益，贵在坚持。

34. 吸烟和二手烟暴露会导致癌症、心血管疾病、呼吸系统疾病等多种疾病，吸烟者的平均寿命比不吸烟者至少缩短 10 年。

35. “低焦油卷烟”“中草药卷烟”并不能降低吸烟带来的危害，反而容易诱导吸烟，影响吸烟者戒烟。

36. 任何年龄戒烟均可获益，戒烟越早越好，戒烟门诊可提供专业戒烟服务。

37. 少饮酒，不酗酒，戒酒需要医学专业指导。

38. 遵医嘱使用镇静催眠药和镇痛药等成瘾性药物，预防药物依赖。

39. 拒绝毒品。

40. 劳逸结合，每天保证 7 ～ 8 小时睡眠。

41. 应该重视和维护心理健康，遇到心理问题时应主动寻求帮助。

42. 勤洗手、常洗澡、早晚刷牙、饭后漱口，不共用毛巾和洗漱用品。

43. 根据天气变化和空气质量，适时开窗通风，保持室内空气流通。

44. 不在公共场所吸烟、吐痰，咳嗽、打喷嚏时遮掩口鼻。

45. 农村推广卫生厕所，管理好人畜粪便。

46. 科学就医，及时就诊，遵医嘱治疗，理性对待诊疗结果。

47. 合理用药，能口服不肌注，能肌注不输液，在医生指导下使用抗生素。

48. 戴头盔、系安全带，不超速、不酒驾、不疲劳驾驶，减少道路交通伤害。

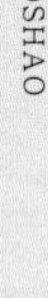

49. 加强看护，避免儿童接近危险水域，预防溺水。

50. 冬季取暖注意通风，谨防煤气中毒。

51. 主动接受婚前和孕前保健，孕期应至少接受 5 次产前检查并住院分娩。

52. 孩子出生后应尽早开始母乳喂养，满 6 个月时合理添加辅食。

53. 通过亲子交流、玩耍促进儿童早期发展，发现心理行为发育问题要尽早干预。

54. 青少年处于身心发展的关键时期，要培养健康的行为生活方式，预防近视、超重与肥胖，避免网络成瘾和过早性行为。

三、基本技能

55. 关注健康信息，能够获取、理解、甄别、应用健康信息。

56. 能看懂食品、药品、保健品的标签和说明书。

57. 会识别常见的危险标识，如高压、易燃、易爆、剧毒、放射性、生物安全等，远离危险物。

58. 会测量脉搏和腋下体温。

59. 会正确使用安全套，减少感染艾滋病、性病的风险，防止意外怀孕。

60. 妥善存放和正确使用农药类有毒物品，谨防儿童接触。

61. 寻求紧急医疗救助时拨打 120，寻求健康咨询服务时拨打 12320。

62. 发生创伤出血量较多时，应立即止血、包扎；对怀疑骨折的伤员不要轻易搬动。

63. 遇到呼吸、心跳骤停的伤病员，会进行心肺复苏。

64. 抢救触电者时，要首先切断电源，不要直接接触触电者。

65. 发生火灾时，用湿毛巾捂住口鼻、低姿逃生；拨打火警电话 119。

66. 发生地震时，选择正确避震方式，震后立即开展自救互救。

PART THREE／第三部分

公共卫生

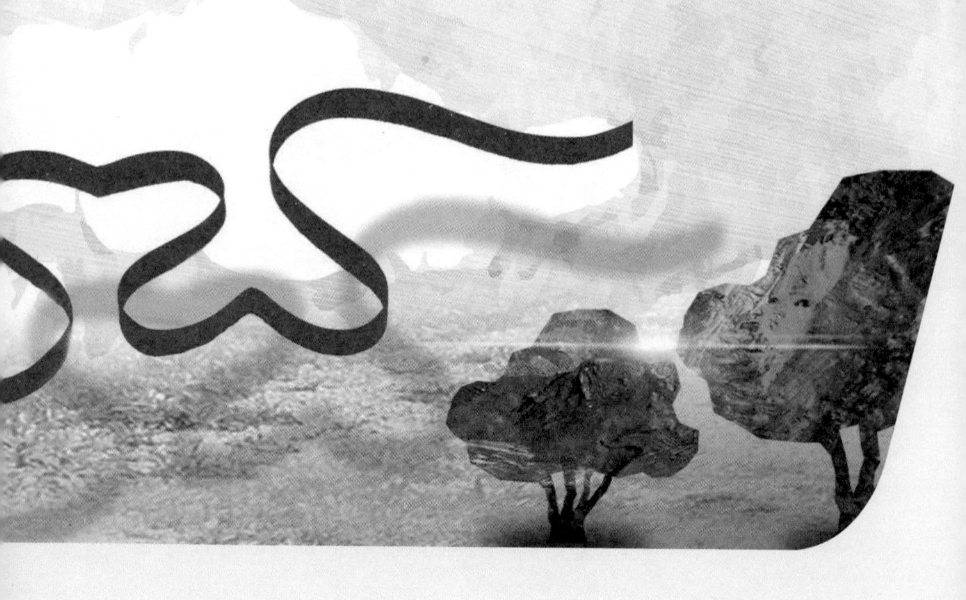

接种疫苗只是孩子的事

【真相】只要体内没有产生过抗体，任何年龄段都可能受到传染病的威胁，因此接种疫苗同样是成年人预防一些疾病最有效、最经济的措施。

【解析】婴儿出生以后，随着一天天长大，体内由母体获得的免疫力（即抵抗疾病的能力）逐渐减弱或消失，尤其发生在出生后 6 个月到 3 岁这段时间。因此，必须适时地给儿童进行预防接种，以增强儿童防病能力，保证儿童健康成长。我国一直把儿童预防接种工作作为所有预防工作的重点。但是，这并不意味着，成年人就不需要重视疫苗。其实，传染病对所有人都存在威胁，只要体内没有产生过抗体，任何年龄阶段都可能受感染。所以，每一个成年人，尤其是医务工作者、导游等高危群体，都要有预防接种的意识，这才是给自己、给家人最好的礼物。

下面列出一些常见的、成年人应该考虑接种的疫苗及其适用范围。

1. 季节性流感疫苗。其接种人群：50 岁或以上人员；患有慢性疾病者；免疫能力不强者；医务工作者；生活在养老院或其他长期护理机构的人；经常与小孩在一起（如幼儿园老师或在家中照顾小孩）的人员；孕妇（如果是孕妇，接种时请选用传统的注射接种，而不要使用鼻腔喷雾接种）。当然，任何想降低流感风险的成年人都应该考虑接种，接种时间：每年接种 1 次，最佳的时间是 10 月或 11 月。

2. 肺炎疫苗。其接种人群：65 岁或以上人员；患有慢性疾病者；免疫能力不强者；脾脏被切除的人。其接种时间：任何时候。

3. 破伤风、白喉和百日咳联合疫苗（DPT）。其接种人群：如果你离上次接种这些疫苗已经超过 10 年，那么应该再接种一次，尤其是有出现容易感染的伤口、准备怀孕、刚生小孩、需要照看婴儿等情况。其接种时间：每 10 年接种 1 次（每次接种一般需要注射 3 针，打完第一针后隔 4 周打第二针，然后等 6 ～ 12 个月再打第三针）。

4. 脑膜炎疫苗。接种人群：小时候没有接种过脑膜炎疫苗的人；在脑膜炎易发或流行的地区旅行、生活或工作的人；做过脾脏切除手术的患者等。其接种时间：任何时候。

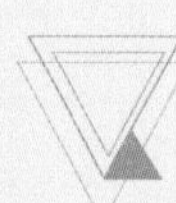

5. 水痘疫苗。其接种人群：以前没有接种过或者得过水痘者；准备怀孕但不太确定是否对水痘有免疫力的人。其接种时间：任何时候（一般需要打两针，在打完第一针后，隔 4 ～ 8 周再打第二针）。

6. 麻疹、腮腺炎和风疹联合疫苗（MMR）。其接种人群：从来没有接种过这些疫苗的人。其接种时间：任何时候。

7. 人类乳头状瘤病毒（HPV）疫苗。其接种人群：以前没有接种过 HPV 疫苗、年龄在 27 岁以下的人。它主要用于预防女性的子宫颈癌和男性的生殖器疣。其接种时间：任何时候。

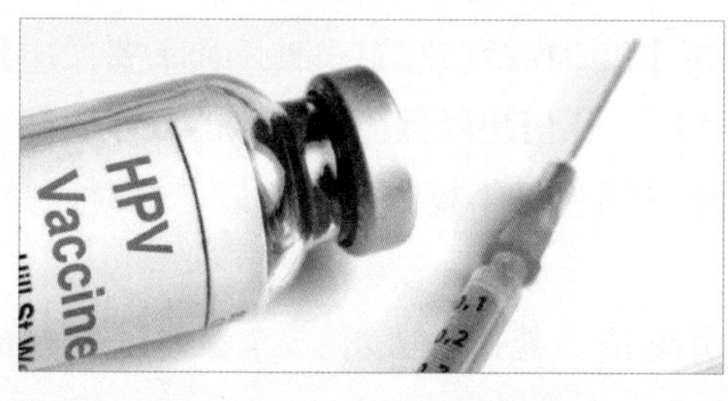

8. 甲肝疫苗。其接种人群：任何需要预防甲肝的人，尤其是凝血有问题或患有慢性肝病者；男性同性恋者；自己或性伴侣吸食毒品的人；医护人员或者可能暴露于这种病毒的科研人员；去甲肝多发或流行的地区旅行或工作的人。其接种时间：任何时候（在打完第一针 6～18 个月后再补一针）。

9. 乙肝疫苗。其接种人群：任何需要预防乙肝的人，尤其是有多个性伴侣的人；男性同性恋者；性伴侣或家里有人是乙肝感染者；吸食毒品者；接受血液透析者；医务工作者。其接种时间：任何时候（接种乙肝疫苗一般需要注射 3 针，打完第一针后隔 1 个月打第二针，然后等至少 2 个月后再打第三针。第一针与第三针的间隔时间应不短于 4 个月）。

10. 带状疱疹疫苗。其接种人群：60 岁以上的人。其接种时间：任何时候。

接种后发热是疫苗有问题

【真相】接种后发热，多数情况下都是接种疫苗后的正常反应。

【解析】接种后发热，一般不用惊慌，这是由疫苗本身固有的特性引起的，机体会出现短暂的生理功能障碍的表现。

那么，什么是疫苗固有的特性？以脊髓灰质炎疫苗为例，这是一种“活病毒”疫苗，其固有的特性就是含有

“脊髓灰质炎病毒”。虽然经过不断的传代，它被制成糖丸后，病毒的毒力已大大减少，对人体失去了致病性，但服用以后却可以使人产生较强的免疫力。在产生免疫力的过程中，一部分接种者就会出现短暂的生理功能障碍的表现，如局部反应：注射部位出现红、肿、热、痛——这是由于疫苗本身或者其中所添加的防腐剂、佐剂所致，一般不超过 3 ～ 4 天就可恢复正常。其全身反应：发热症状，热度一般不高，但也有少数人可达 38.5℃以上，一般仅持续 1 ～ 2 天，很少超过 3 天；其他症状，如头痛、乏力、恶心、腹痛、全身不适等，时间往往也不会超过 3 天。

上述情况均不属于异常反应，不会对机体造成不能恢复的伤害，一般不需特殊处理，只要接种后注意休息即可。

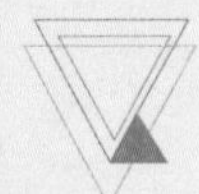

狂犬疫苗打一次管终身

【真相】注射一次狂犬疫苗将不能起到终生保护的作用。

【解析】狂犬病是狂犬病毒所致的急性传染病，人兽共患，多见于犬、狼、猫等肉食动物，人多因被病兽咬伤而感染。对于狂犬病尚缺乏有效的治疗手段，人患狂犬病后的病死率几近 100%，患者一般于 3 ～ 6 日内死于呼吸或循环衰竭，故应加强预防措施。

狂犬病暴露分为三级：接触或者喂养动物，或者完好的皮肤被舔为Ⅰ级暴露，无须进行处置；裸露的皮肤被轻咬，或者无血的轻微抓伤、擦伤为Ⅱ级暴露，应当立即处理伤口并接种人用狂犬病疫苗；单处或多处贯穿性皮肤咬伤或者抓伤，或者破损皮肤被舔，或者开放性伤口、黏膜被污染为Ⅲ级暴露，应当立即处理伤口并注射狂犬病免疫球蛋白或血清，随后接种人用狂犬病疫苗。狂犬病疫苗一定要按照程序按时、全程接种（全程免疫是指按免疫程序规定的针数、剂量、间隔时间进行接种。狂犬疫苗一般是在受伤后当天、3 天、7 天、14 天、28 天各接种 1 针）。

即使以前注射过狂犬疫苗，但再次被抓咬伤后，大家还是应该及早到医疗机构处理伤口并接种疫苗，因为注射一次狂犬疫苗并不能起到终生保护的作用。

那么，再次受伤的人该打多少针疫苗呢？如果是全程接种疫苗后 1 年内，再次被动物抓咬伤，应于受伤当天和第 3 天各接种 1 次疫苗；超过 1 年再次被抓咬伤者，应再次全程接种；若在 3 年内进行过加强免疫又被咬伤者，则应于受伤当天和第 3 天各接种 1 次疫苗；超过 3 年者应接种全程疫苗。此外，对于无法证实受伤前后所用疫苗的效果者及免疫功能低下者，仍应进行全程免疫。

进口疫苗比国产疫苗更安全、更有效

【真相】国产和进口的同种疫苗，在质量标准、安全性和使用上没有明显的差别。

【解析】疫苗是一种极其特殊的生物制剂，无论是国产疫苗还是进口疫苗，首先都要严格按照国家食品药物管理局的要求进行上市前的临床研究，并且符合 GMP 生产要求，然后每批疫苗再经过严格审批签发检验合格后才能上市使用。国产和进口的同种疫苗，在质量标准、安全性和使用上没有明显的差别。目前，没有任何证据证明进口疫苗比国产疫苗安全，甚至有数据显示，某些进口疫苗的不良反应报告率高于国产疫苗，但这也不能说明该进口疫苗的安全性就低于国产疫苗，因为不良反应报告率有很多影响因素。例如，父母对进口疫苗的期望值比较高，愿意花钱给孩子接种进口疫苗，一旦孩子有些不舒服，就倾向于向接种医生报告不良反应，造成进口疫苗不良反应报告率高于国产疫苗的不良反应报告率。

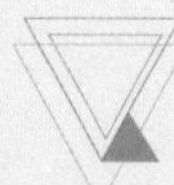

我国从 2010 年起执行的新版药典中，对疫苗里某些杂质成分的含量提出了更高要求，很多进口疫苗无法达到我国药典标准而退出中国市场，而国产疫苗却能达到药典要求，填补了进口疫苗留下的市场空白。

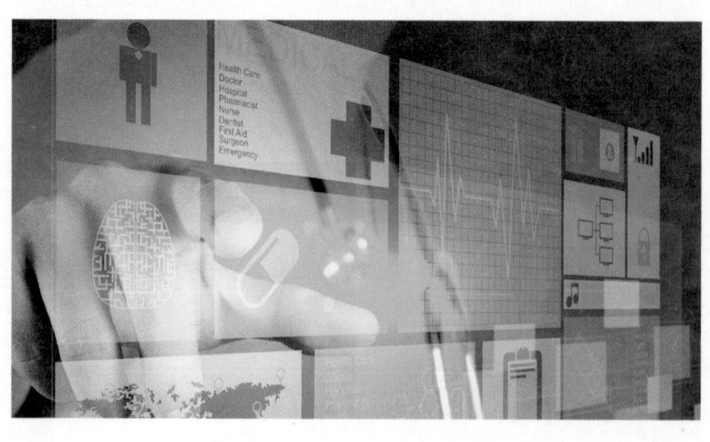

接种过流感疫苗就不用再接种了

【真相】流感疫苗不是接种1次就会“一劳永逸”有效。

【解析】我们常说的流感疫苗是指季节性流感疫苗，它和甲流疫苗不同，每年的流感疫苗也并不相同。全球每年都有专家观察分析流感的动向，如在2012年甲型H1N1流感病毒已演变成季节性流感，世界卫生组织（WHO）推荐的流感疫苗包含了2009年甲型H1N1流感病毒毒株、H3N2毒株和B型流感3种，接种后可同时预防甲流与常规季节性流感。

因此，建议大家一年至少进行1次流感疫苗的接种，去年接种过疫苗的人今年应继续接种。

在接种前，应该做好下面的准备工作：

1. 了解流感疫苗的禁忌症；

2. 了解自己的身体状况，如果不清楚自己是否属于禁用流感疫苗的人群，可到接种门诊向医生进行咨询，请门诊医生帮您判断是否可以接种；

3. 好好休息，让身体保持一个较好的生理状态。

如果大家不清楚在哪里可以接种流感疫苗，可以打电话向当地的疾控中心咨询，了解接种门诊的分布地点，以便就近接种。还有，大家一定要到当地有合格资质的部门接种，以防上当受骗。

感染了乙肝病毒就是乙肝患者

【真相】乙肝病毒携带者与乙肝患者是两个不同的概念。前者肝功正常，无须治疗；后者肝功异常，属于乙肝患者。

【解析】虽然乙肝两对半检查显示阳性，但医生却说并没有患上乙肝，只是病毒携带者，这种情况并不少见。调查显示，我国的乙肝病毒携带者接近 1.3 亿人，但真正的乙肝患者却只有 3000 万人。

乙肝病毒携带者和乙肝患者是无法通过外表区别的，最主要的区别方法是化验肝功：如果乙肝病毒携带者化验结果显示肝功异常，转氨酶（ALT 和 AST）反复升高，提示肝脏处于发病状态，就属于乙肝患者；如果患者肝功始终正常，则属于乙肝病毒携带者。

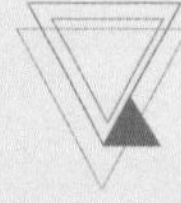

乙肝病毒携带者和乙肝患者的根本区别方法是做肝穿（肝脏穿刺）检查，判断肝组织是否处于炎症活动期。只可惜肝穿这种有创检查并非易事，通常没人愿意接受。

在不做肝穿的情况下，要区分乙肝病毒携带者和乙肝患者的方法是尽可能做全面检查，包括影像学以及生化全项、肝纤维化、血常规等，以便进行更加全面的分析判断。如果检查结果提示转氨酶正常，即使其他指标不理想、影像学提示肝纤维化，也不能判定其为乙肝病毒携带者，应以患者论处。

乙肝病毒携带者并没有什么特殊之处，自身没有明显不适感觉，肝功检查正常，仅在偶然检查身体时会被发现乙肝病毒表面抗原呈阳性。这种非活动性的携带者的肝内病毒不会复制，也没有传染性。因此，乙肝病毒携带者和大家一起共事甚至共餐，都可以相安无事。

乙肝病毒携带者没有必要强行“转阴”。乙肝病毒携带状态时，显示肝功完全正常，肝脏炎症轻微，肝脏损害小，此时不宜治疗（乙肝病毒携带者的机体对乙肝病毒的免疫清除处于麻痹状态，此时如果使用药物治疗，机体免疫系统并不应答，治疗起来只会是“一个巴掌拍不响”，治疗无效的同时也容易导致病毒变异，使得日后的治疗和预后更加不利）。其实，如果不进行体检，很多乙肝病毒携带者有可能在不知不觉中度过一生，仅有极少数有可能在携带病毒多年后，突然发病成为活动性的肝炎，甚至于肝硬化。

总之，乙肝病毒携带者无须过多担心，也不用打针吃药，只需定期到医院接受检查即可。

“低焦油卷烟”“中草药卷烟”能降低吸烟带来的危害

【真相】不存在无害的烟草制品，只要吸烟就对健康有害。

【解析】有充分证据说明，相比于吸普通烟，吸“低焦油卷烟”并不会降低吸烟带来的危害。同样，“中草药卷烟”与普通卷烟一样会对健康造成危害。吸烟者在吸“低焦油卷烟”的过程中存在“吸烟补偿行为”，包括用手指和嘴唇堵住滤嘴上的透气孔、加大吸入烟草烟雾量和增加吸卷烟的支数等。“吸烟补偿行为”的存在，并未减少吸烟者吸入的焦油和尼古丁的有害成分。“低焦油卷烟”和“中草药卷烟”类烟草制品并不能降低吸烟对健康的危害，反而容易诱导吸烟，影响吸烟者戒烟。

戒烟可以显著降低吸烟者患肺癌、冠心病、慢性阻塞性肺疾病等多种疾病的发病和死亡风险，并可延缓疾病的进展和改善预后。此外，吸烟者减少吸烟量并不能降低其发病和死亡风险。吸烟者应当积极戒烟，戒烟越早越好，任何年龄戒烟均可获益。吸烟者只要有戒烟的动机并掌握一定的技巧，都能做到彻底戒烟。

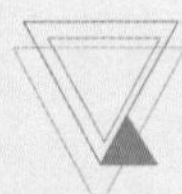

研究发现，60 岁、50 岁、40 岁或 30 岁时戒烟，可分别延长 3 年、6 年、9 年或 10 年的预期寿命；戒烟 10 年后，戒烟者的肺癌发病风险降至持续吸烟者的 30%～50%；戒烟 1 年后，发生冠心病的风险大约降低 50%，而戒烟 15 年后，发生冠心病的风险将降至与从不吸烟者相同的水平。

吸烟者在戒烟过程中可能出现不适症状，必要时可寻求专业戒烟服务。戒烟门诊可向吸烟者提供专业戒烟服务。

目前全国有两条戒烟热线电话 12320、4008085531，可帮助“烟民”戒烟。

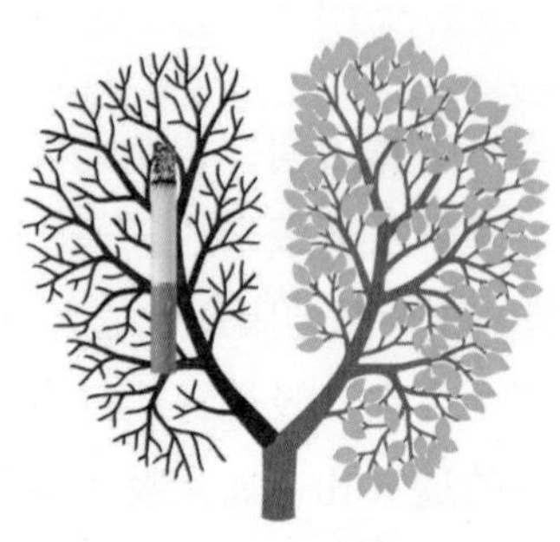

“二手烟”的危害较大，还不如吸“一手烟”

【真相】 吸“一手烟”的同时也要吸入“二手烟”的烟雾，两者相加危害更大。

【解析】 众所周知，吸烟是肺癌、慢性呼吸系统疾病、冠心病、脑卒中等多种疾病发生和死亡的重要危险因素之一。个人吸烟与吸“二手烟”吸入的有害成分基本一致，均能致病。

“二手烟”危害大，并非说主动吸“一手烟”的危害就小了。因为吸烟者除了吸入70%以上烟雾，同时也要吸入“二手烟”的烟雾，两者相加危害更大。而一旦吸烟成瘾，将使人更难摆脱烟草危害。因此，为了不吸“二手烟”而吸“一手烟”，完全是误解。

吸“二手烟”往往是被动的、无奈的，但随着控烟法律、法规的逐步出台和完善，人们是完全可以有效规避和防止“二手烟”危害的。所以，当您受到“二手烟”危害时，应当勇敢地使用法律武器保护自己，对吸烟者说“不”。

“艾滋针”能传播艾滋病

【真相】 艾滋病病毒一旦脱离体液环境很难存活。

【解析】 网络上每隔一段时间就会出现类似“公共座椅上暗藏着带有艾滋病病毒的针头，会传染艾滋病”的说法，甚至有些人担心会有艾滋病患者心存报复心理，用“艾滋针”划伤别人而让其染上艾滋病。其实，大家不用恐慌，若不幸被“扎针”，及时消毒即可。因为艾滋病病毒一旦脱离体液环境，它的存活和感染能力都会大幅下降。若使用70%的医用酒精、0.3%的双氧水、10%的漂白剂等杀毒，5分钟后病毒即可被灭活。

虽然“毒针头”传播艾滋病的概率并不大，但是艾滋病有其他途径传播。其实，艾滋病、乙肝和丙肝病毒主要通过血液、性接触和母婴途径传播。血液传播是指含有病毒的血液经破损的皮肤、黏膜暴露而传播，或含有病毒的血液通过输血或者血液制品而传播。此外，与感染者共用针头和针具、输入被感染者的血液或血成分、移植感染者的组织或器官可造成传播；与感染者共用剃须刀和牙刷、纹身和针刺也可能引起传播。性接触传播是指（异性或同性间）无防护性行为引起的传播，即不使用安全套的性行为会因生殖体液的接触而传播。母婴传播是指感染病毒的产妇经胎盘或分娩将病毒传给胎儿，或通过哺乳传给婴儿。所以，拒绝毒品、自尊自爱、遵守性道德、培养积极向上的生活方式是预防艾滋病的根本措施。

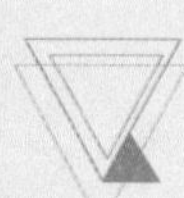

如果有感染艾滋病的事件发生，请第一时间到医院就诊。在各地疾控中心的自愿咨询检测门诊（VCT）可以获得免费咨询和检测服务；各地县级以上医院均可以提供检测服务；各地妇幼保健机构和大部分基层医疗机构可以提供检测服务；开展艾滋病预防的社会组织小组可以提供检测咨询和转介服务。

需要提醒大家的是，在日常工作和生活中，与艾滋病、乙肝和丙肝患者或感染者的一般接触并不会被感染。艾滋病、乙肝和丙肝不会经马桶圈、电话机、餐饮用具、卧具、游泳池或公共浴池等公共设施传播，也不会通过一般社交上的接吻、拥抱传播，更不会通过咳嗽、蚊虫叮咬等方式传播。所以，大家没必要谈“艾”色变，也不要歧视感染者。

肺结核用药控制无症状就等于治愈

【真相】肺结核病的治疗一定要在医生指导下规律用药、全程用药，直至满疗程方可停药。

【解析】肺结核患者需要接受为期 6 ～ 8 个月直接督导下的短程化疗，这是当前治疗结核病最主要的方法。规范治疗 2 ～ 3 周后，肺结核的传染性就会大大降低。此时，患者最易掉以轻心，误认为肺结核已经治愈而擅自不规律用药，甚至停药，实际上，没有症状并不等于已经治愈。肺结核病的治疗一定要在医生指导下规律用药、全程用药，直至满疗程方可停药；若擅自停药不仅会造成病情反复，还可能导致耐药发生，导致肺结核复治、难治，影响治疗效果。耐药结核病患者治疗时间更长（18 ～ 24 个月）、治疗费用更大，而且治愈率较低。

传染期肺结核患者应尽量避免去公共场所，必须外出时应佩戴口罩。肺结核患者应做到不随地吐痰，咳嗽、打喷嚏时要掩住口鼻，减少结核菌的传播。普通人与感染性肺结核患者接触或出入较高危险场所（如医院、结核科门诊等）时，建议佩戴医用防护口罩。家庭中有传染性肺结核患者时，应尽量采取适当的隔离措施，避免家人受到传染。

肺结核患者出院后，也应定期复查，并保持良好的生活卫生习惯，如最好在单独一室中隔离；外出戴口罩，讲话要同对方保持 1.5 米以上距离，不随地吐痰；室内经常通风，衣被经常清洗、曝晒；注意补充高热能、高蛋白质、高维生素食物等；生活有规律，戒烟酒，劳逸适度；保持乐观情绪。

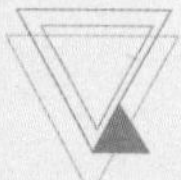

偶尔吸食毒品没伤害

【真相】任何毒品都具有成瘾性，一旦沾染上毒品，就很难摆脱。

【解析】毒品指鸦片、海洛因、甲基苯丙胺（冰毒）、吗啡、大麻、可卡因，以及国家规定管制的其他能够使人形成瘾癖的麻醉药品和精神药品。

任何毒品都具有成瘾性，一旦吸食，就很难摆脱。毒品成瘾是一种具有高复发性的慢性脑疾病，其特点是对毒品产生一种强烈的心理渴求和强迫性、冲动性，以及不顾后果的用药行为。

所以，任何人任何时候都不要有侥幸心理，永远不要尝试吸食毒品。毒品严重危害健康，吸毒危害自己、危害家庭、危害社会且触犯法律。任何人一旦吸毒成瘾，应主动进行戒毒治疗。

室内空气污染就是装修污染

【真相】装修污染只是造成室内空气污染的因素之一。

【解析】从污染源的角度来看，室内的空气污染大体可以分为装修污染、细菌污染、颗粒污染，而装修污染只是造成室内空气污染的因素之一。从这个意义上来看，其实每个家庭都会有不同程度的室内空气污染，区别在于污染是否超标。

如果通风不良，污染的空气容易停留在室内，对人体健康造成不良影响。2012 年，世界卫生组织（WHO）发布的一份报告显示，全球有 430 万人死于室内空气污染，主要是因为取暖和烹饪中使用煤炭、木材和生物质燃料，以及“二手烟”和其他烟草制品等。报告数据显示，估计全球有 29 亿人的家庭中，使用煤炭、木材或动物粪便作为主要的烹饪燃料，其中有证据显示，空气污染是心血管疾病、呼吸道疾病和癌症等疾病的重要致病因素。

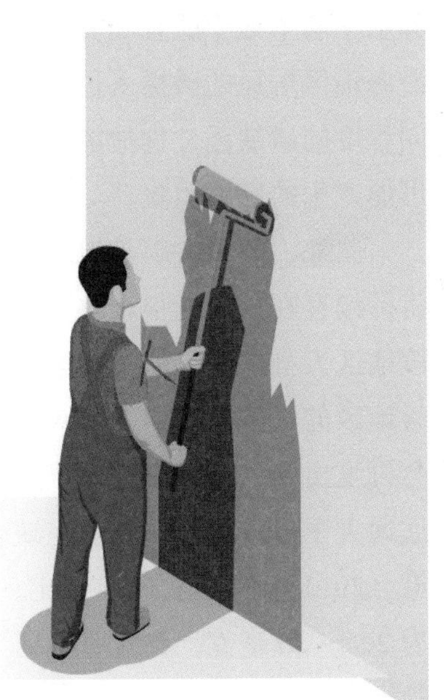

其实，开窗通风是改善室内空气质量最简单的方法。

甲状腺结节高发是吃碘盐造成的

【真相】甲状腺结节高发是因为检出率增高，而食盐加碘益处远大于碘过量的健康风险。

【解析】甲状腺结节的高发与多种因素有关，目前也无证据表明甲状腺结节的发生与食用碘盐有相关性。因为以前单纯的触诊检出率较低，而现在随着医院就诊率的提高和早期发现疾病能力的增强。甲状腺结节检出率增高，所以并不一定是发病率真正的升高。

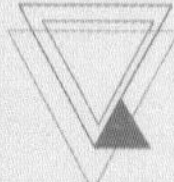

2010年，国家食品安全风险评估委员会对食盐加碘和居民碘营养风险状况作出了评估，认为我国人群的碘营养水平基本处于适宜和安全水平，食盐加碘并未造成我国沿海地区居民的碘摄入过量。由于我国多数地区都存在不同程度的碘缺乏，食盐加碘的健康益处远远大于食盐加碘可能产生的健康风险。

此外，环境缺碘是地球化学因素引起的，因此该风险将持续存在。我们很难改变土壤中碘的含量，导致生活在该地区人群碘缺乏的主要原因持续存在，因此生活在碘缺乏地区的人停止补碘2～3个月以上，碘缺乏疾病的危害会再度出现。从国家预防风险的管理上看，碘缺乏风险要远远大于过量危险，所以在缺碘地区还必须坚持碘盐的政策。2011年的碘盐标准规定，每千克盐碘含量平均水平为20～30毫克，各省可根据本省的碘营养水平制定不同的标准。

自来水呈乳白色是因漂白粉过多

【真相】自来水呈乳白色是微小气泡所致，不影响饮水卫生。

【解析】自来水在高压密闭的管道中输送时，管道中的空气会因高压而溶入水中，当自来水从水龙头中流出时，水中的空气会因恢复到常压而被释放出来，从而形成无数的微小气泡，使水的外观呈乳白色，放置片刻后，气泡消散，乳白色的水即会澄清，不影响饮水卫生。

实际上，现在自来水厂早都不用漂白粉消毒了。一是成本问题。二是现在有更高效的方式——氯气，这种消毒方式远比消毒粉更高效安全，也更普及。简单来说，其原理就是氯进入水之后，生成强效的消毒剂——次氯酸，通过次氯酸有效杀灭水里的各种细菌。当用氯气对自来水消毒时，其生成物是非常容易挥发的，并不会导致自来水变成白色或者乳白色，它们最明显的特征就是水闻起来会有股氯气的味道（类似于漂白粉的味道）。所以自来水变白，可不关自来水消毒的事。

我国现行的《生活饮用水卫生标准》（GB5749-2006）对生活饮用水的水质做出了严格的卫生要求规定，即感官性状良好，透明、无色、无异味和异臭，无肉眼可见物，不含有病原微生物，水中所含的化学物质对人体不造成急性中毒、慢性中毒和远期危害。所以，自来水可以放心饮用。

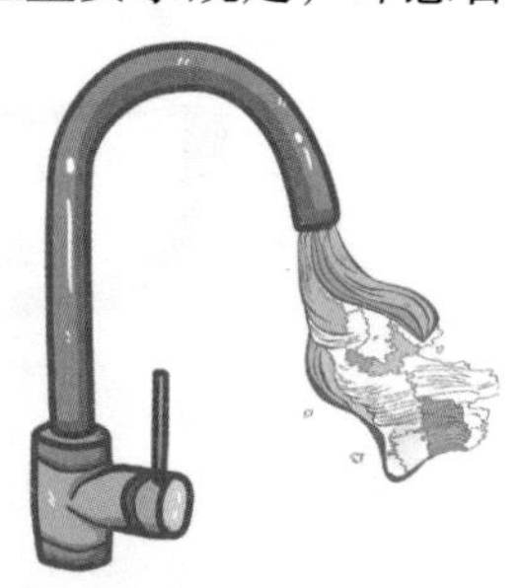

近视可以治愈

【真相】在目前医疗技术条件下，近视不能治愈。

【解析】儿童青少年患近视后，在目前医疗技术条件下，不能治愈。2019年4月，国家卫生健康委、中央网信办、国家教育部、国家市场监管总局、国家中医药管理局、国家药品监督管理局六部门联合印发了《关于进一步规范儿童青少年近视矫正工作切实加强监管的通知》，要求从事儿童青少年近视矫正的机构或个人必须严格依法执业、依法经营，不得在开展近视矫正对外宣传中使用“康复”“恢复”“降低度数”“近视治愈”等表述误导近视儿童青少年及其家长，不得违反中医药法规定冒用中医药名义或者假借中医药理论、技术欺骗消费者，牟取不正当利益。

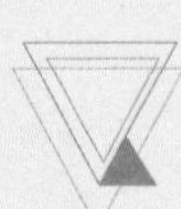

很多人都觉得，近视了戴眼镜就好，最多是生活上有些不太方便罢了，又不是什么关乎健康的大问题。其实，世界卫生组织早已指出，近视是影响人类健康的三大疾病之一。如今中国的近视患者已经超过6亿人，其中超过5%的人是高度近视，并且近视人数还在逐年增加。而高度近

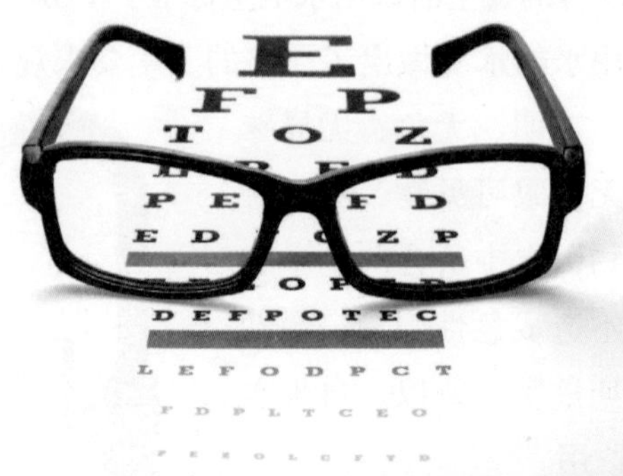

视引起的青光眼、黄斑变性类并发症，是中国 45 ～ 59 岁人群失明的主要原因。所以，我们必须对近视这一问题予以重视。儿童青少年时期可以通过科学用眼、增加户外活动时间、减少长时间近距离用眼等方式预防、控制和减缓近视。

常做“眼球操”能治高度近视

【真相】“眼球操”只能缓解眼疲劳。

【解析】最近网络上流传了一套神奇的“视力恢复七日眼球操”，由日本眼科院独创，每次只需要五六分钟，基本动作很简单，主要是拿着训练棒训练眼球运动。其实，早在 2013 年，一篇名为《高度近视也不用戴眼镜》的文章就在网上广为流传。文章作者自称是中医，能治疗近视，只要坚持 3 年，即使是 800 度近视也能根治，方法同样简单，就是转动眼球，直至让后颈发胀，与现在的“眼球操”很相似。

多位专家接受媒体采访时称，用所谓的“眼球操”治愈高度近视，根本不可能。目前医学上还没有任何物理疗

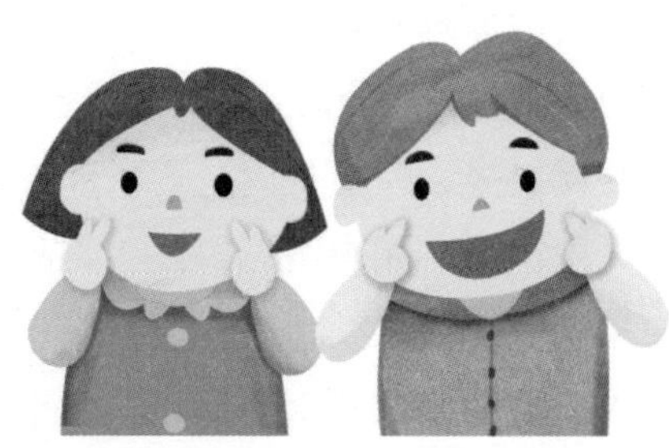

法能够矫正近视，想要摘掉眼镜恢复清晰视力，现阶段只能采用手术治疗。在某种程度上，“眼球操”只是在缓解疲劳。而且，这种缓解疲劳的方式并不适合所有人，一些患有角膜炎、玻璃体浑浊的炎症患者，频繁转动眼球会增加眼部不适感。

特别是转动眼球闭目时，眼球和眼皮内部神经的摩擦运动，能使眼内气血通畅，改善神经营养，达到消除睫状肌紧张或痉挛的目的。但这种方法对高度近视患者来说，效果不仅有限，甚至有害。近视度数大于600度的高度近视患者，视网膜已经出现退行性变化，猛烈转动眼球会加重玻璃体对视网膜的牵引造成视网膜裂孔，严重时甚至会产生视网膜脱离的致盲危险。

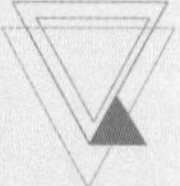

近视人群不会得老花眼

【真相】近视眼一样会老花。只不过，近视眼若有了老花，看近物时可将眼镜摘掉，给人造成“近视与老花抵消”的错觉。

【解析】近视与老花能不能相互抵消，首先要先了解形成近视和老花的原理是什么。

正常视力的人，看远处时，远处光线通过眼球折射后，直接聚焦于视网膜上；看近处时，为了让近处光线聚焦于视网膜上，人眼需要利用自身调节能力将晶体变凸，增强其折射力，来达到此效果。

近视的人，有的眼球折射力高于正常水平，有的虽然

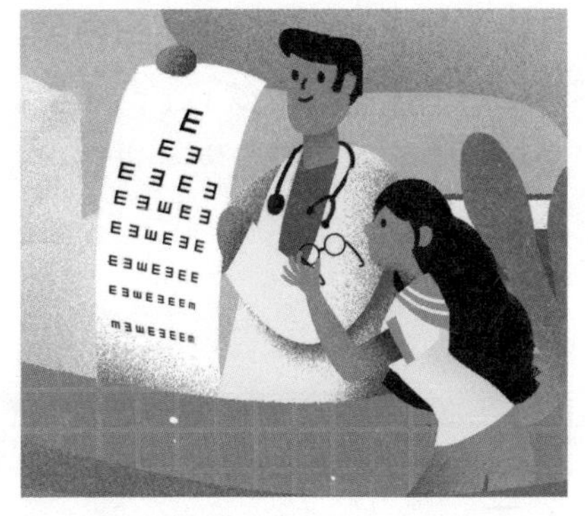

折射力正常，但眼球比正常要长，这样造成远处光线只能聚焦于视网膜前方。所以，在看远处时，需要戴近视眼镜（凹透镜），让远处光线先发散后，再进入眼球，随后聚焦于视网膜上。看近处时，由于其折射力高于正常水平或眼球过长，所以不需要或较少使用调节能力，就能使近处光线聚焦于视网膜上。

与近视不同的是，老花眼是一种生理现象，不是病理状态，也不属于屈光不正。随着年龄增大，人眼的调节能力下降，晶体变凸能力变差，近处物体前后移动时就不能聚焦，此时需要借助老花镜，人为增加光线折射，使近处光线聚焦于视网膜上。

近视眼一样会老花。只不过，近视眼若有了老花，看近物时可将眼镜摘掉，给人造成“近视与老花抵消”的错觉。这是因为，近视眼镜属于负球镜，老花眼镜属于正球镜，有些时候相互抵消了。如果年轻时近视度数比较低，比如 100 多度，那么他会比不近视的同龄人晚 5 ～ 10 年佩戴老花镜。但随年龄增长，原本近视的人可能还需要佩戴老花镜。对于高度近视者来说，近视与老花不能相互抵消。

然而，有的老年人原有老花症状，但到了一定年龄，老花情况却“好转”了。其实，这种情况不是老花好了，而是随年龄增长，眼睛患了白内障。患白内障后，眼部晶状体变凸，等于眼内多了个凸透镜，老花症状消失，其实这是白内障造成的，大家一定要引起重视，及时到眼科门诊检查治疗。

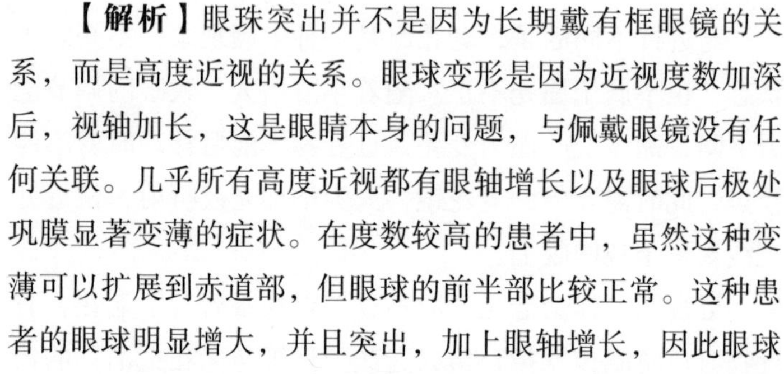

戴近视眼镜眼睛会突出

【真相】眼球突出是因为眼睛自身的病变产生导致的，和眼镜没有关系的。

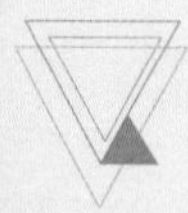

【解析】眼珠突出并不是因为长期戴有框眼镜的关系，而是高度近视的关系。眼球变形是因为近视度数加深后，视轴加长，这是眼睛本身的问题，与佩戴眼镜没有任何关联。几乎所有高度近视都有眼轴增长以及眼球后极处巩膜显著变薄的症状。在度数较高的患者中，虽然这种变薄可以扩展到赤道部，但眼球的前半部比较正常。这种患者的眼球明显增大，并且突出，加上眼轴增长，因此眼球突出会显得更加明显，从外表来看的确会影响美观。因此，中度以下近视就算长期戴着眼镜，也是不会出现眼球突出的；而高度近视的人如果出现眼球突出的情况，那也是因为眼睛自身的病变产生的外观变化，和无辜的眼镜是没有关系的。

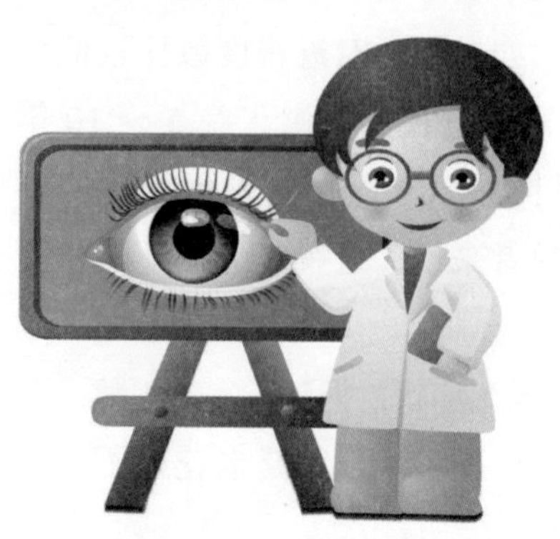

PM2.5 全部来自于人类的排放

【真相】在 PM2.5 的排放中，人类排放占“大头”，但不能忽略天然源的影响。

【解析】当前，我国不同地区 PM2.5 的来源与构成有所不同，其主要来源包括工业排放、燃煤排放、机动车尾气、垃圾焚烧、农村秸秆燃烧、建筑施工和道路扬尘等。此外，露天烧烤、食物烹饪以及森林火灾、火山喷发等也会造成空气中 PM2.5 的升高。室内 PM2.5 除了来源于室外空气污染，室内吸烟、食物烹饪也可使室内 PM2.5 浓度升高。虽然我国 PM2.5 浓度较高的主要原因在于人类的排放，但不能忽略天然源的影响。如来自我国北部、西北部沙漠以及干旱半干旱地区的沙尘，是我国中东部城市 PM2.5 的主要来源之一。

大气中的 PM2.5 为直径小于或等于 2.5 微米的所有颗粒物的总称，其直径约为头发丝的二十分之一。PM2.5 在大气中可以停留较长时间，不容易去除，且能吸附多种有害物质，容易被吸入呼吸道深部，某些成分还可进入血液，危害人体健康。出现重污染天气时，应尽量减少暴露，主要措施包括：公众应减少户外活动；儿童、孕妇、老年人、心血管疾病和呼吸系统疾病患者应尽量避免户外活动；及时关闭门窗，不要在室内吸烟，尽量避免烹炸等可能加剧室内空气污染的行为。如室内未安装风机，应根据当地的空气污染情况，尽量避开污染高峰时段，每天开窗通风 1 ～ 2 次，每次 10 ～ 20 分钟。室内人员较多，空间较小，则应适当增加开窗次数；有条件，可使用空气净化设备；

必须外出时，应尽量减少室外活动的时间和强度，并佩戴合格的口罩；外出回来及时清洗面部及裸露的皮肤。

总之，保护环境就是保护人类健康。减少大气污染需要全社会的共同努力。每个人都应该遵守保护环境的法律法规，遵守讲究卫生的社会公德，自觉养成节约资源的良好习惯，努力营造清洁舒适安静优美的环境。提倡使用公共交通、自行车绿色出行方式，禁止室内吸烟，禁止焚烧秸秆和垃圾，减少露天烧烤和烟花爆竹燃放，坚持简约适度、绿色低碳的生活方式，反对奢侈浪费和不合理消费。

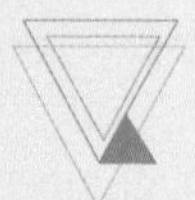

棉纱口罩能起到防尘作用

【真相】棉纱口罩无法起到防尘作用。

【解析】国家经贸委2000年印发的《劳动防护用品配备标准（试行）》中明确要求，“纱布口罩不得作防尘口罩使用”。因为，一般的棉纱口罩只能挡住部分粉尘，其阻尘原理是机械式过滤，也就是当粉尘冲撞到纱布时，经过一层层的阻隔，将一些大颗粒粉尘阻隔在纱布中。但是，对一些微细粉尘，尤其是小于5微米的粉尘，就会从纱布的网眼中穿过去，进入呼吸系统；而5微米以下粉尘能直接入肺泡，对人体健康造成巨大影响，即使多戴几层棉纱口罩也不能增强防护效果。因此，棉纱口罩无法起到防尘作用。

驱蚊液要买不含避蚊胺（DEET）成分的

【真相】在正常用法用量下使用含避蚊胺（DEET）成分的驱蚊液是安全的。

【解析】消费者看到避蚊胺成分似乎有些恐惧，于是商家就以产品不含避蚊胺作为噱头迎合消费者，售卖名目繁多的各类有效及无效的产品。实际上，避蚊胺距今已有60年的使用历史，是至今研究和应用最广的驱蚊成分，至今在安全性和有效性方面仍是其他驱蚊产品的“金标准”。

避蚊胺在美国是被美国环保局注册并批准的驱蚊成分，美国儿科协会甚至认为两个月以上的宝宝就可以使用避蚊胺含量在30%以下的产品。孕妇也可以使用避蚊胺产品。在正常用法用量下使用避蚊胺产品是安全的，反倒是各种打着纯天然驱蚊液、里面含有柠檬桉叶油或香茅草等成分的驱蚊液，在儿童身上使用的安全性和有效性未知，更要谨慎选用。

使用驱蚊剂时，要将其喷、涂抹在头部、四肢的裸露皮肤处，特别是耳后、颈部部位，要避免药物进入眼睛和嘴里。一般室外环境间隔2～4小时涂抹一次驱蚊剂。具有我国农药登记证的商品驱蚊剂可以用于婴儿，但不要用于小于2个月的婴儿。

家庭灭蚊可采用物理、化学方法综合治理，在采用清除积水、安装纱门纱窗、电蚊拍灭蚊的同时，可使用蚊香、杀虫气雾剂驱蚊灭蚊，而对无法清除的积水用灭蚊幼虫剂处理。使用杀虫气雾剂时尽量不要朝衣物、床单、家具、皮肤上直接喷洒，喷洒前要收藏好食品和餐具，喷洒完毕后最好关闭门窗半小时到 1 小时，然后再开窗通风。因为杀虫气雾剂喷洒过量对人体会有一定的毒性，所以在家中使用杀虫气雾剂时一定要注意安全，切忌让婴幼儿接触，如果不慎将药液喷到皮肤上，要及时清洗。

献血有害健康

【真相】在规定的间隔时间内，比如间隔 6 个月，献血 200 ～ 400 毫升并不会损害身体健康。

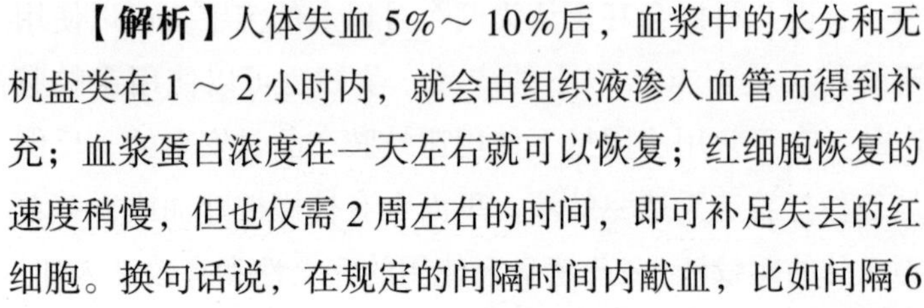

【解析】人体失血 5%～ 10%后，血浆中的水分和无机盐类在 1 ～ 2 小时内，就会由组织液渗入血管而得到补充；血浆蛋白浓度在一天左右就可以恢复；红细胞恢复的速度稍慢，但也仅需 2 周左右的时间，即可补足失去的红细胞。换句话说，在规定的间隔时间内献血，比如间隔 6 个月，献血 200 ～ 400 毫升并不会损害身体健康。

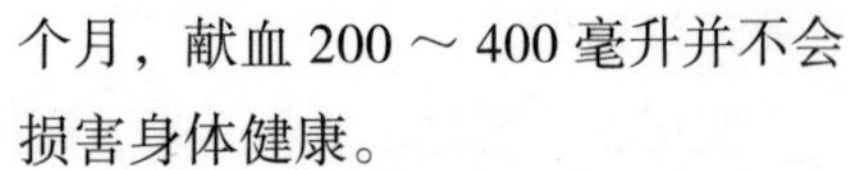

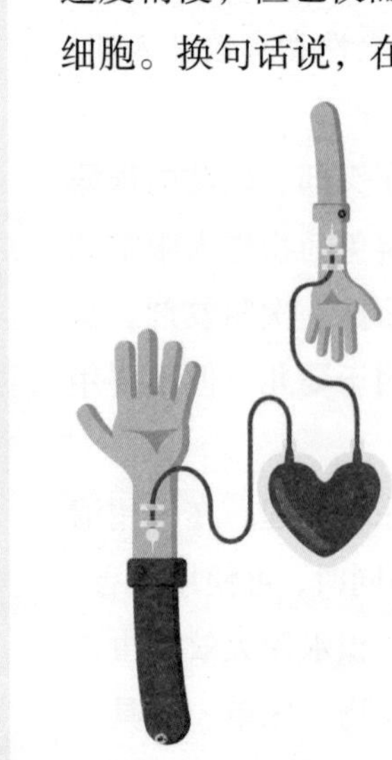

此外，献血者在为社会奉献爱心的同时，也改善了自己的身体状况，为自身的健康进行了“投资”，因为献血前后都要进行严格的血液化验，这等于对自己进行了一次健康的体检。适量献血可促进人体的新陈代谢，增强免疫力，还可刺激人体骨髓的造血器官，使其始终保

持青春时期旺盛的造血状态，起到延年益寿的效果，并能防止动脉硬化引起的心脑血管疾病。

北京市献血办公室发文介绍，有关专家对反复献血组 26 例、急性脑梗塞患者 22 例的血流变学积各项均值作比较，结果表明：反复献血组的全血黏度、红细胞压积、纤维蛋白原、红细胞电泳，均较正常值明显降低，而尤以红细胞压积最为明显，提示反复献血组的血液黏滞性下降；而脑梗塞患者组的上述指标均较正常值高，提示脑梗塞患者存在着高黏血症。因此，反复一定量的献血会使血液黏滞性下降，对预防心血管疾病有积极意义。

不过，确实有些人群不能献血，具体包括：近期献过血的（我国规定 6 个月）；体重过轻或过重；贫血；患有各种感染疾病，或有感染疾病风险的人（比如英国规定 12 个月内有过男男性行为，4 个月内有过文身的人不能献血；新加坡规定某个特定时间段在英国或法国居住过一段时间的人也不能献血——因为疯牛病）；患有恶性肿瘤或有病史的人；有严重的慢性病或有自体免疫疾病的人等等。另外，哺乳期的妈妈一般不献血，尤其是分娩后 6 个月内。因为这可能会减少哺乳期妈妈身体里的铁储备，使婴儿具有缺铁的风险。

靠近通信基站的地方辐射大

【真相】目前执行的国家标准《电磁环境控制限值》远远低于国际标准限值，所以完全不用担心辐射。

【解析】首先，无论我们坐在办公室，走在街道，下到地铁，还是睡在床上，身边都有通信基站的陪伴，否则电话打不通，手机也无法上网；其次，我国对通信基站执行严格的国家标准，以 900MHz 频率的 GSM 基站为例，我国的标准限值是 40 微瓦每平方厘米，比欧洲发达国家的标准（450 微瓦每平方厘米）低了很多，所以基站的那点辐射，其实完全用不着担心；再次，据权威政府部门测试，居民家中的辐射强度与房屋基站之间的距离没有明显关联；最后，真的离基站远了，信号质量差了，手机的发信功率反而会直线飙升，也就是手机辐射值更高了。所以说，还是离基站近一点好。

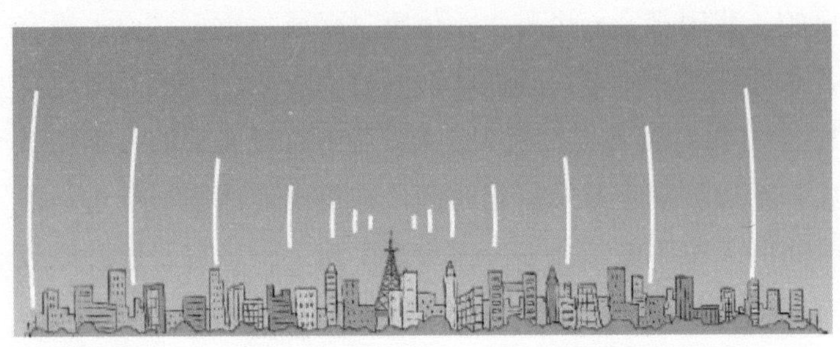

用手拍隐翅虫会致命

【真相】隐翅虫“毒液”接触到皮肤人会死的言论过于夸张，不必过度担心和恐慌。

【解析】每年夏季都会有隐翅虫来袭的新闻并刷爆大家的朋友圈。隐翅虫是一种小型昆虫，类似飞蚂蚁，是鞘翅目中种最丰富的一科，在世界各地均有分布。隐翅虫是

一种喜温喜湿的昆虫，具有趋光性和高飞行性，喜欢有灯火的地方。隐翅虫以小型昆虫、植物花粉和菌类为食，也有一些寄生在动物体内，总体来说是一类益虫。

而对人类有威胁，能引起隐翅虫皮炎的是隐翅虫中很小一部分，被称为“毒隐翅虫”。在我国毒隐翅虫亚族分布有 4 属 45 亚种，主要分布于华中、华南、西南地区，而寒冷干燥的地区分布较少。毒隐翅虫外型与大蚂蚁相似，身体由黑黄两色相间构成，前胸腹有橘色或者橘黄色。它昼伏夜出，7 ～ 9 月份为毒隐翅虫大量繁殖的季节。

毒隐翅虫危害人体的方式不是通过叮咬，而是直接接触虫体体液。毒隐翅虫的血液淋巴组织液中含有“隐翅虫毒素”，是虫体对抗外界侵袭的化学物质，也是导致人体感染的“罪魁祸首”。

隐翅虫毒素是一种强酸性物质，在雌虫体内含量约是雄虫的 10 倍，但在不同雌虫个体之间有差别。毒素接触人体皮肤后导致灼伤而引起皮肤炎症反应，通常感染的途径有：虫体被揉碎后在皮肤上直接引起感染；受虫体碎片污染的手指去触摸其他部位导致间接感染；虫体隐匿在洗脸巾、衣物中被搓烂后沾污毒液接触皮肤感染。

隐翅虫皮炎易发于仲夏初秋季节。一般症状比较轻，常见于面部、颈部、躯干和四肢等，呈现片状、条状或者簇状水肿性红斑，患者自觉瘙痒或灼痛，严重者可以出现水疱或脓包。

隐翅虫皮炎容易被误诊为带状疱疹和青光眼疾病，可因抓破而并发淋巴管炎。病程最短 4 天、最长 20 天，2 ～ 5 天内症状最为严重。隐翅虫毒素在少数情况下产生全身中

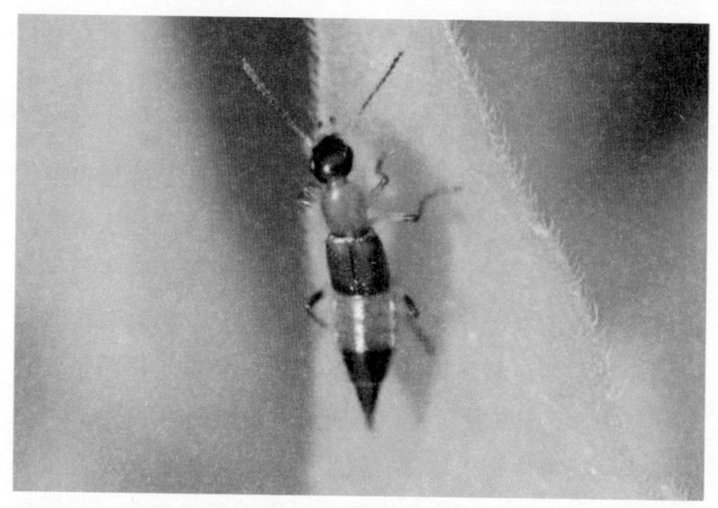

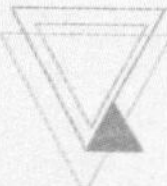

毒症状，如体温升高、全身淋巴结肿大、头晕头痛等。

皮肤被毒隐翅虫爬过后，应立即用肥皂清洗皮肤，一般可以自动痊愈。倘若接触了隐翅虫毒素，除第一时间进行清洗，可以用10%氨水、4%碳酸氢钠溶液、高锰酸钾溶液等擦拭中和毒素。

毒素导致皮炎后应积极寻求医生的指导，不要用手抓，以免毒素进一步损伤真皮以下组织、肌肉软骨、神经等。上述症状可采用清热、解毒、止痒的药物进行局部治疗，例如用炉甘石溶液调和季德胜蛇药片、蛇伤急救散敷于患处，若产生全身感染可采用口服抗组胺药物或抗生素治疗。

孩子白白胖胖更可爱，体重超标没关系

【真相】很多人认为"白白胖胖"的孩子很可爱，可体重超标不仅会给他们的身体带来很多问题，还可能发展成为肥胖症。

【解析】2017 年 5 月 11 日由北京大学公共卫生学院、中国营养学会单位联合编写的《中国儿童肥胖报告》发布。报告指出，儿童肥胖率不断攀升，目前主要大城市中 7 岁以下儿童肥胖率约为 4.3%，7 岁以上学龄儿童肥胖率约为 7.3%。肥胖儿童发生高血压的风险是正常体重儿童的 3.9 倍；肥胖儿童成年后发生糖尿病的风险是正常体重儿童的 2.7 倍；儿童期至成年期持续肥胖的人群发生代谢综合征的风险是体重持续正常人群的 9.5 倍。除此以外，肥胖还会影响儿童青春期发育，危害呼吸系统及骨骼，对心理、行为、认知及智力产生不良影响。由此可见，肥胖已成为严重危害我国儿童身心健康的新问题，必须引起家长和社会的高度重视。

据报道，造成单纯性肥胖的原因有多种，包括营养物质摄入过多、运动量不足，使摄入的能量长期大于消耗的能量，从而使得全身总脂肪量过多，导致单纯性肥胖的产生；而病理性肥胖主要是由某些疾病引起的。

预防儿童肥胖症，家长应该怎么做?

第一，让孩子科学地获取营养。在为孩子准备食物时要以低脂肪、低热量为原则，让孩子适量摄入蛋白质和碳水化合物，既使他们能获取充足的营养，又能避免过早出

现饥饿感。

儿童应经常吃含钙丰富的奶制品、大豆及豆制品，以保证钙的足量摄入，促进骨骼的健康发育；同时还应经常吃含铁丰富的食物，如瘦肉，也可搭配富含维生素 C 的食物，如新鲜蔬果。此外，家长要让孩子养成规律进食的好习惯，避免食用脂肪含量高的食物，如肥肉、油炸食品、巧克力等。进食时，孩子应注意细嚼慢咽，使食物能更快地被消化吸收，这样一来，孩子能尽早出现饱腹感，从而停止进食。

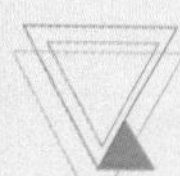

第二，让孩子加强运动。家长应督促孩子坚持运动，可以让孩子从运动量较小的运动开始，如慢跑、爬楼梯，再逐渐增加运动量、延长运动时间。

需要注意的是，各位家长千万不要盲目通过减肥药来让孩子减肥，因为药物需要经肾脏排泄，乱吃药会导致肾脏受损。

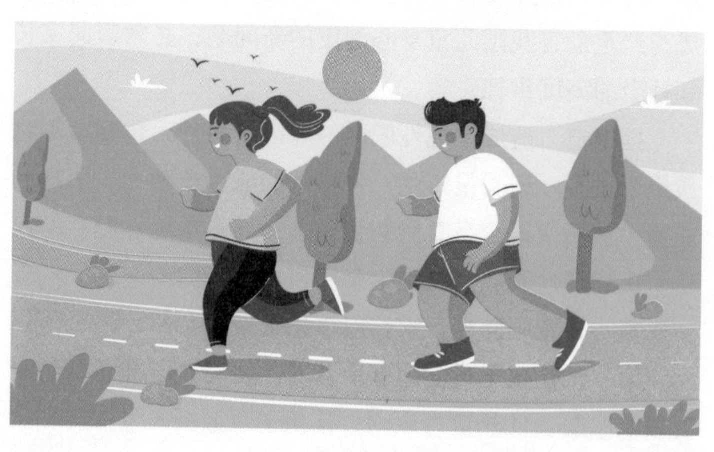

PART FOUR / 第四部分

科学就医

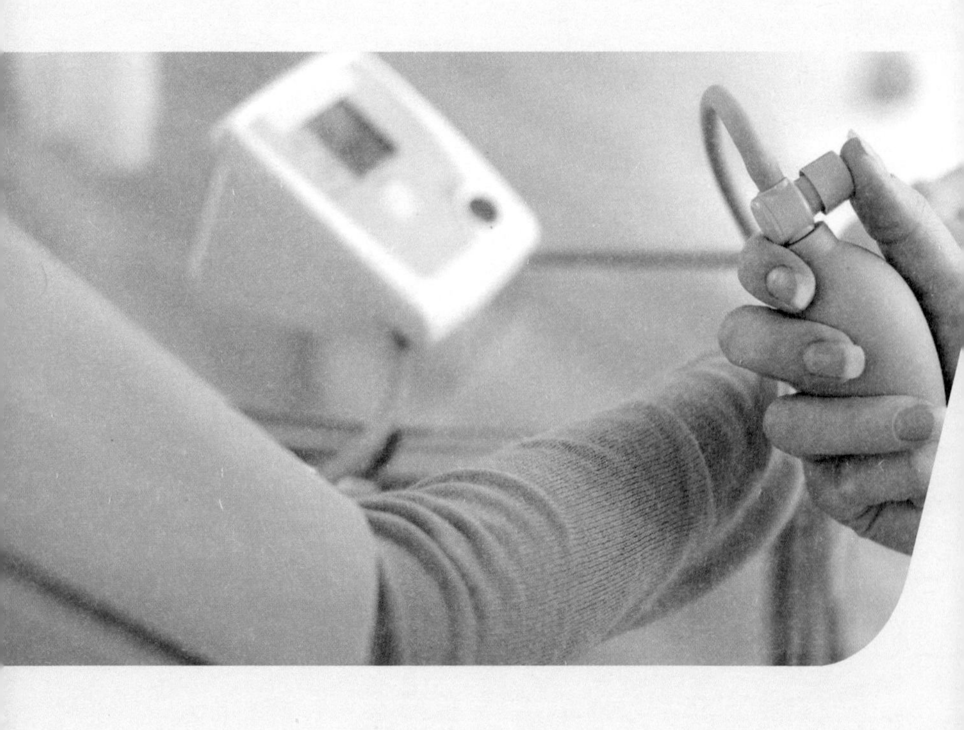

靶向治疗是癌症“克星”

【真相】靶向治疗并不适合所有肿瘤，靶向治疗药物不是“万能神药”。

【解析】靶向治疗是在分子水平上，针对已经明确的致癌位点的治疗方式（该位点可以说是肿瘤细胞内部的一个蛋白分子，也可以说是一个基因片段）。在此基础上设计相应的治疗药物，药物进入体内后会特异性地与致癌位点发生作用，使肿瘤细胞的特异性死亡，而对正常组织影响较小，这种治疗药物就是靶向药。通俗来说，靶向治疗就是像打靶子一样治疗肿瘤。靶向治疗中的“靶”就是肿瘤细胞上的一些特殊分子，而治疗方法就是利用靶向治疗药物攻击肿瘤细胞上特定的靶分子。肿瘤靶向治疗作为肿瘤治疗的热点，已被证实在包括肺癌、淋巴瘤、头颈癌、乳腺癌、结直肠癌等多种肿瘤的治疗中起到较好的作用。

由于这个靶分子只在某些肿瘤细胞上有，因此靶向治疗药物能够非常精准地作用于某些肿瘤细胞，进而达到准确、高效地杀死肿瘤细胞的目的，同时与化疗相比，靶向治疗的不良反应更轻。

在进行靶向治疗之前，医生会对患者进行基因检测，根据检测结果查找是否存在特定的突变基因，再用靶向治疗药物进行治疗。

值得注意的是，靶向治疗并不适用于所有患者，靶向治疗药物虽然神奇，但它不是“万能神药”。靶向治疗的关键是找到相匹配的突变基因，有许多患者在接受基因检测后并没有找到适合使用靶向药物治疗的突变基因，那他也就不适合接受靶向治疗，仍要接受传统的化疗方法进行诊治。所以，患者在进行靶向治疗前一定要咨询专业医生的建议。

基因检测能预测疾病

【真相】基因检测在现阶段仅能预测部分疾病的发生风险，并非万能。

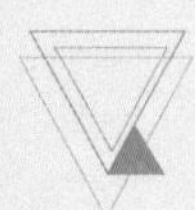

【解析】几年前，美国影星安吉丽娜·朱莉，让我们都知道了一个新技术名词“基因检测”。据报道，朱莉通过基因检测，发现自己有很高患乳腺癌风险，便决然地切除了乳腺，大大降低了患癌的风险。

所谓基因检测，通俗地说就是对DNA进行检测的技术，所以又称DNA检测，通过它可以分析各种疾病易感基因的具体情况，推算身体患各种疾病的概率风险，从而提前做好预防措施，避免或延缓疾病的发生。有家族遗传病史的人，以及那些特殊行业（如长期处于高污染或高辐射环境）

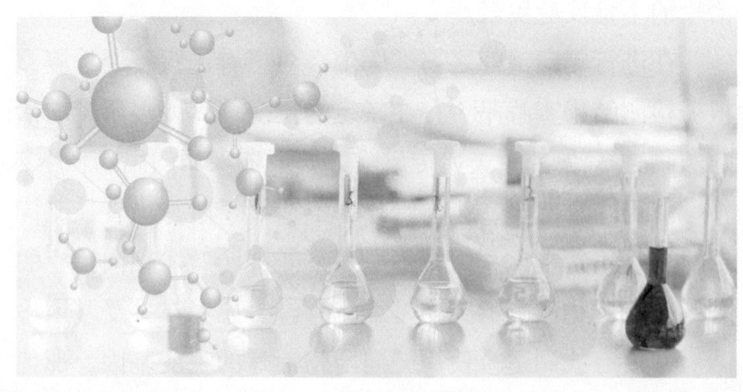

的人群，都是需要做这项技术检测的人群。

疾病的发生是基因和环境共同作用的结果。现代社会，很多人的生活习惯不好，长期加班、熬夜、暴饮暴食、生活不规律，使癌症发病率年年升高，并向年轻态发展。基因检测技术可以针对具体的情况，提前发现、提前预防、提前调整生活习惯或者提前医疗，从而降低患病概率。

有以下几种疾病可以通过基因检测的方式，预测其风险及危机：

1. 肿瘤易感性多基因检测：结直肠癌、胃癌、乳腺癌、卵巢癌、前列腺癌等。

2. 代谢与营养能力易感性基因检测：贫血、系统性红斑狼疮、糖尿病、维生素代谢、铅中毒等。

3. 心脑血管疾病遗传易感基因检测：帕金森、阿茨海默症、心脏病、高血压、中风等。

4. 呼吸、消化、泌尿系统疾病易感性多基因检测：哮喘、过敏性鼻炎、克隆氏病、肝硬化、胃溃疡等。

5. 皮肤肌肉和骨关节疾病遗传易感性基因检测：类风湿性关节炎、强直性脊柱炎、骨质疏松等。

6. 精神和行为障碍遗传易感性基因检测：酒精中毒、酒精成瘾。

随着精准医疗的快速发展，通过基因检测来预测疾病风险和预防疾病的做法，越来越被大众所青睐。不过，基因检测的是人的先天遗传风险，如某项疾病的患病概率大小，这个概率是与生俱来的，其结果也并不代表现状。而体检结果展现的是当下人身体的情况。因此，基因检测不能代替体检。

而且，高风险并不代表未来一定会患病，而是指在同样的环境和生活习惯下，比别人更容易患病，需要加强预防。当然，如果基因检测出来风险不高，也不意味着未来一定不会得这个病，因为疾病与后天关系密切，所以保持良好的日常生活习惯非常必要。

总之，基因检测并非万能，消费者勿盲信盲从。目前基因检测企业鱼龙混杂，消费者应该选择有医疗执业许可的机构进行检测，而对检测结果最好咨询专业人员进行解答。

疟原虫能治癌症

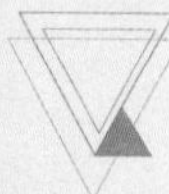

【真相】疟原虫免疫疗法仅在治疗晚期肺癌的临床试验中获得初步成效，但最终是否会被证明有效尚未可知，目前也无法证明是否可用于其他癌症治疗。

【解析】利用疟原虫治癌症是中国科学院广州生物医药与健康研究院教授陈小平团队与中国工程院院士钟南山团队合作的研究项目。其方法是将疟原虫注入人体内，人为感染疟疾。陈小平教授曾经用通俗的语言讲解了疟原虫免疫疗法治疗癌症的原理：“癌细胞分泌一系列信号，使我们的免疫系统睡眠、不工作，而疟原虫感染恰好唤醒、激活了免疫系统，使免疫系统重新识别癌细胞，从而杀灭癌细胞。”

可见，疟原虫在注入到人的身体里之后，并没有去“以毒攻毒”地攻击癌细胞，而是按照惯例地被人体的免疫系统“攻击”了，使那些被肿瘤细胞“迷惑”了的免疫细胞（如 NK 细胞、T 细胞）警觉起来，才会去攻击癌细胞。

陈小平教授还表示，现在已经有 30 多例病人接受了治疗，最初的 10 例已经观察 1 年，这 10 例病人都是任何其他治疗方法都无效或者是耐药的病人，其中 5 例是有效的，其中 2 例可能已经被治好。

免疫治疗需要较长时间的临床观察以及策略的调整。不同疗法在临床试验中都出现过不同情况，如细胞因子风暴的危险情况。钟南山院士接受媒体采访时表示，感染疟原虫会导致病患出现周期性发烧的类似症状，因此持续护理和监测是必不可少的。

相关资料显示，钟南山团队与陈小平团队合作的研究项目已经在多家医院开展疟原虫免疫疗法的临床试验。钟南山院士表示，目前该项研究仍有很多未知数，尚没有充分的证据和足够数量的案例证实该方法有效，个别案例不足以说明问题，现在下结论过早了。

心脏搭桥和心脏支架是一回事

【真相】心脏搭桥和心脏支架的目的相同，但处置方法不同，各有优缺点。

【解析】心脏搭桥和心脏支架的目的都是缓解冠脉狭窄引起的心肌缺血，我们统称为血运重建。两者都是目前治疗冠心病的临床治疗方法，可以改善心肌血液供应，缓解心绞痛症状，提高患者生活质量以及延长生命。

冠心病就好比供应心脏血液的水管堵塞了，想要疏通有两种方法：一种是用一个网状的架子把原来狭窄的血管支撑起来，这就是我们常说的支架；另一种就是取患者本身的一段血管（如大隐静脉、乳内动脉），移植到主动脉根部和缺血的心肌之间，绕过狭窄或堵塞的位置，重新建立一条通道，这就是我们常说的搭桥。

心脏搭桥和心脏支架由于方法不同，具体操作起来也存在区别。

1. 科室不同：支架属于内科；搭桥属于外科。

2. 创伤不同：支架属于微创手术，只要从上肢的桡动脉穿刺即可以完成；搭桥属于开胸手术，创伤大。

3. 心脏跳动：支架手术时患者是清醒的，手术是在手腕内侧局部麻醉，通过导管穿刺血管，把支架送到阻塞处放好打开，抽出导管即可。整个过程在电脑上看得一清二楚；而心脏搭桥需要患者全身麻醉，还要切断心脏对身体的血液供应，为了保证生命体征，就要应用心肺机将血液进行体外循环，以保证大脑等器官的正常活动。近些年，个别搭桥也可以是小切口，心脏不停跳的手术。

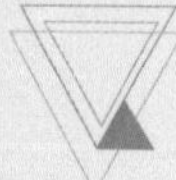

4. 恢复时间：支架术后患者相对恢复快，一般 24 小时后就能下床，3 天就可出院；搭桥术后患者相对恢复慢。

此外，支架的优点在于操作方便、创伤小，在一定程度上能重复进行，但术后需要长期服用抗血小板药物，如心绞痛症状复发需要再次进行介入治疗的相对较多。而搭桥手术后症状复发的较少，但手术创伤较大，手术风险较高，重复手术几乎不可能。另外，搭桥手术血管远期再狭窄率低于支架手术。

由此可见，支架和搭桥各有利弊，没有优劣之分，只有适应症之分。选择搭桥还是支架，得取决于患者血管堵塞的严重程度，结合年龄、自身的其他疾病、血管病变特点、风险和患者的经济承担能力来决定。

需要注意的是，无论是支架手术还是搭桥手术，都只能改善心肌缺血，无法根治冠心病，患者仍需要保持健康的生活规律，长期规律吃药。

关节痛吃氨糖没用

【真相】氨糖堪称关节“保护神”，有止痛效果，但作用缓慢，想快速止痛，可用氨糖配合消炎止痛药物一起吃。

【解析】氨糖的全称是氨基葡萄糖，是关节软骨和关节滑液的基本成分，它能够刺激软骨细胞生成新的关节软骨，恢复磨损关节软骨组织，促进关节润滑和保护作用。

当氨糖缺乏时，可能导致软骨细胞出现代谢异常，之后就会软化，并随着时间的增长以及关节护理的缺失逐渐脱落使关节失去保护，骨与骨直接互相接触发生硬性摩擦逐渐诱发关节肿胀和关节疼痛，严重情况下会引起炎症，影响关节功能活动。

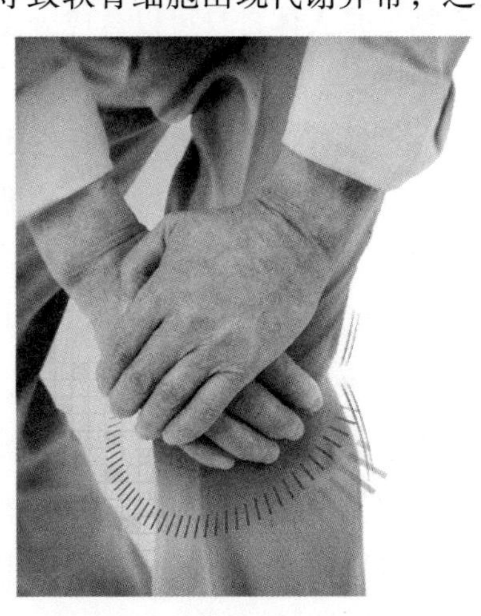

总的来说，氨糖具

有以下几种主要功效：

1. 维持平衡、修复软骨。氨糖直接影响关节软骨滑膜的代谢平衡，强烈刺激软骨细胞合成胶原蛋白和透明质酸，修复已被磨损的关节软骨，生成新的关节软骨和滑膜，从而恢复关节部位的正常生理功能。

2. 催生滑液、营养关节。氨糖能为人体大量催生和补充关节滑液，从而不断润滑关节软骨面，减少磨损，使关节部位灵活自如。补充了足量的关节滑液，就为关节软骨提供了足够的物质基础。

3. 消除炎症、缓解疼痛。氨糖是关节腔内的“清道夫”，能抑制非特异性的炎性反应、解除疼痛，因此对于长期服用消炎镇痛类药物而造成的关节软骨细胞的损伤，具有很好的修复作用。此外，氨糖还能消除关节腔内有害酶类，提高关节和机体的免疫力。

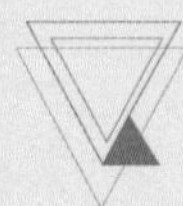

相关研究证实，氨糖的人体安全性较好。因为氨糖除了一些人体可以轻松代谢的化学基团，其主要成分氨基葡萄糖就是人体自身可以合成分泌的成分，所以副作用可以忽略。

氨糖有止痛效果，但是它更重要的是改善软骨的修复状态和软骨的结构。所以，氨糖发挥作用需要的时间周期比较长，而单纯用短期内的镇痛效果来评价氨糖的效果是不合适的，有点急功近利。想快速止痛，可用氨糖配合消炎止痛药物一起吃。

至于氨糖疗程效果，起效时间是比较慢的，一般认为连续口服 8 ～ 12 周后疗效才能比较稳定。氨糖的副作用主要有胃肠道刺激症状，如服用后无明显反应，那么吃几个月甚至一年都是可以的。氨糖分为盐酸氨糖和硫酸氨糖，相比较而言，硫酸氨糖纯度高，不含钠、氯离子，副作用明显小些，适合长时间吃。

3D 打印能治病

【真相】3D 打印在医疗领域的应用日趋成熟。

【解析】近年来，随着 3D 打印技术的发展和精准化，以及个性化医疗需求的增长，3D 打印技术与医疗行业的结合在广度和深度方面都得到了显著发展。在 3D 应用的广度方面，从最初的快速制造医疗模型逐渐发展到用 3D 打印直接制造助听器外壳、植入物、复杂手术器械和 3D 打印药品。在 3D 应用的深度方面，由 3D 打印没有生物活性的医疗器械向打印具有生物活性的人工组织、器官的方向发展。

首先，很多疾病和伤痛都源于生物力学问题，如骨折、关节老化以及脊椎错位变形等。以前这类问题很难治愈，原因在于每个人的生理构造都独一无二，标准统一的外部装置无法解决每个人的问题。3D 打印出来的产品则完美解决了这个问题，它完全符合每个人的身体构造，还大大降低了定制化的成本，让大规模定制化这一看似矛盾的概念成为可能。比如 2014 年 9 月，北京大学的研究团队成功地为一名 12 岁男孩植入 3D 打印脊椎，这属全球首例。这位小男孩的脊椎在一次足球比赛受伤之后长出了恶性肿瘤，医生不得不选择切除掉肿瘤所在的脊椎。这次，医生并未采用传统的脊椎移植手术，而是用3D打印出了一块钛合金骨骼。这种植入的3D脊椎可以跟现有骨骼非常好地结合起来，而且还能缩短患者的康复时间。此外，研究人员还在植入的3D脊椎上面设立了很多微孔，它能帮助骨骼在合金之间生长，换言之植入进去的3D打印脊椎将跟原脊柱牢牢地生长在一起，这也意味着脊椎未来不会发生松动的情况。

其次，虽然一些结构灵活、半固定或可被人体吸收的人工构造，比如心脏的瓣膜、各种血管、膝关节的半月板、可吸收的内固定螺钉等，难以通过传统的方法制造出来，但是3D打印技术则可以解决这个问题。比如2015年2月，复旦大学附属中山医院心外科课题组，采集了一位77岁高龄的主动脉瓣重度狭窄合并关闭不全患者的高分辨率CT及心超影像，借助3D打印处理软件，为其打印出完整的心脏及主动脉3D模型，仅耗时1小时就为患者顺利完成了经导管主动脉瓣置换手术。患者X线暴露时间比既往缩短一半，造影剂用量减少1/3，术中、术后生命体征非常平稳，复查时也显示人工瓣膜定位准确、工作正常。

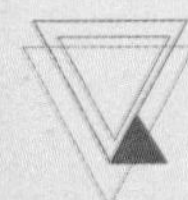

最后，3D打印绕开了复杂的基础设施和物流问题，只要将设计好的图样发送到打印终端，3D打印机就能在极短的时间内进行生产。比如2014年，某第二军医大学暑期医疗服务博士团深入湘江战役发生地广西兴安县开展“送医送药、开展健康宣教”活动时，适逢一患者因车祸导致右髋臼严重骨折。如果用常规手术治疗这种骨折，时间长、出血量多、复位固定失败率高，极易造成术后并发症。因此，博士团决定将3D打印术引入治疗：对患者骨折部位进行三维重塑，并打印好1 ∶ 1的骨折模型，连夜运送到兴安县医院。随后博士团设计好手术方案，并在 3D 骨盆上做了手术预演。根据术后影像学检测表明，骨折复位状况良好，内固定坚实，患者很快恢复了健康。

辟谷能治病防衰

【真相】虽然辟谷确实有助于减肥、调节血脂、改善脂肪肝等，但是辟谷并不能包治百病。

【解析】辟谷是传统养生文化智慧的结晶，主要通过不食及配合适当的呼吸、导引、吐纳等方式，达到排毒、减肥、清肠、养生、益寿的目的。如今，很多慢性病的发生都与不良饮食和生活习惯有关，而辟谷可以改变这些不良习惯，使你不再一看到大鱼大肉就垂涎三尺。从这一角度看，辟谷实际上是倡导科学健康生活方式的一种手段，而并非只是单纯的一种减肥和保健方法。因此，也可以把辟谷理解为代谢性疾病、心脑血管疾病以及身心疾病的重要干预手段。

事实上，如果我们在生活中能够自觉坚持“管住嘴、迈开腿”，就没有必要专门进行辟谷。毕竟，辟谷只是“逼迫那些平时营养过剩的人还债”的一种方式，也可以说是当下人们一种不得已而为之的养生术。

虽然辟谷确实有助于减肥、调节血脂、改善脂肪肝、降低高尿酸血症的发生等,但是并不能通过辟谷包治百病。养成科学健康的生活方式才是健康的基础和前提！所谓网上那些“经过几个周期的辟谷，绝大多数顽疾都可康复”

的说法，希望大家不要盲目听信。

另外，还有一些宣扬“辟谷可以饿死癌细胞”的说法，更没有科学依据。相反，一些患有恶性肿瘤、结核病、甲状腺功能亢进的患者，尤其是大手术后的患者，他们的代谢特点就是每日消耗的热量较高，需要摄入一定量的“高营养”，如果长期不摄入能量，无形当中会加快疾病的进程，有害健康。

因为对辟谷的不理解，再加上没有专业老师的指导，一些人轻信网络上某些对于辟谷的介绍，自己在家盲目断食，最终被送去医院就诊的类似事件在生活中屡见不鲜。因此大家一定要在专业老师的指导下进行辟谷，毕竟辟谷不是简单的断食和挨饿，其自有一套程序和方法。而且，辟谷也有禁忌证，如有精神病（或有病史、家族精神病史）、严重神经官能症、抑郁症、严重心脏病、晚期恶性病变者，以及做过器官移植手术的人、身体极度衰弱者、年龄小于20岁或大于70岁的人，都不宜辟谷。

嘴唇发白是贫血

【真相】导致嘴唇发白的原因很多，贫血只是其中的原因之一。

【解析】贫血确实是导致嘴唇发白的原因之一，但并不是唯一的原因。贫血的患者常常会出现面部苍白，嘴唇发白的症状。如果不是失血或其他血液系统疾病引起的贫血，仅是单纯缺铁或维生素缺乏引起的贫血，此时只需要

调整饮食，补充含铁食物或铁剂药物、维生素，一段时间之后身体就能恢复正常。

此外，还有其他几种导致嘴唇发白的原因有：

1. 肝病：肝病是引起嘴唇发白的一个重要原因。肝脏发生了损伤，肝功能下降，导致机体正常运转受到影响，当人体供能不能满足机体的需要，就会出现嘴唇发白的症状。此时患者一定要重视，最好能去医院进行治疗，使症状得到彻底改善。

2. 糖尿病：由于体内的激素失去平衡，患者血糖过高，导致尿量增加，体内水分大量排出，从而出现缺水的情况，进而导致患者嘴唇发白。此时应该对症治疗，待病情好转后，嘴唇发白的情况就会好转。

3. 肾脏疾病：由于患者肾脏出现病变，失去保存水分的能力，就会出现嘴唇发白的现象。此时建议患者及早诊治，以防病情恶化。

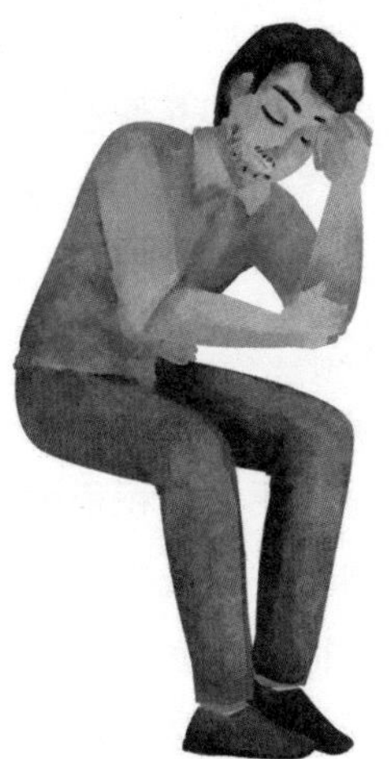

此外，营养不良也会造成面部及嘴唇的发白。鉴于引起嘴唇发白的原因比较多，如果患者出现嘴唇发白的情况时一定要引起重视。如果嘴唇发白的同时还伴有头痛、食欲不振、失眠、呕吐等症状，建议患者及早到医院查明病因，针对病情接受相应的有效治疗。

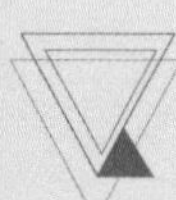

宿便是健康杀手

【**真相**】宿便的说法本身就不科学，其危害也往往被夸大。

【**解析**】宿便并不是一个医学上的概念，因为翻遍教科书，并没有找到对它的定义。这样一来，人们就很难明白到底什么是宿便。从字面上理解，宿便应该是积存在体内的粪便，也就是积存在体内尚未排出的粪便。从食物的消化过程来看，食物在经过口腔的咀嚼和初步消化之后，通过食管进入胃部，和胃酸、各种消化液充分混合，然后进入肠道，通过十二指肠、空肠、回肠、结肠、乙状结肠、直肠，排出体外。在这个过程中，只有进入结肠后，食物残渣中的水分被吸收，残渣开始聚集成形，才算开始形成粪便。所以，所谓的宿便应该就是堆积在结肠末端准备排出体外的粪便了。

关于宿便，最耸人听闻的说法就是正常人体含有 3 ～ 6 千克宿便，肥胖便秘者体内有 7 ～ 11 千克宿便。这个说法有问题。首先人体每天能吃进去的东西，就算它全都没有被吸收，也不大可能有 6 千克之多。其次，6 千克宿便的体积很大，其堆在肠子里会导致肠壁的压力感受器向大脑报告需要排便，产生便意。除非你憋着，否则这些宿便也就基本都排出去了。便秘的患者，因为粪便在结肠停留的时间较长，粪便的水分较少，直观感觉上粪便的量也就相对较少。

宣传宿便危害的人往往危言耸听，臆想出许多毫无根据的说法，反而可能对真实的危害视而不见。

粪便积存在肠道里，时间久了确实会产生一些问题。积存在肠道的粪便会随着水分不断被吸收而变得干硬，导致排便费力，这在患有心血管疾病的患者身上是非常危险的，因为突然增加的腹压和交感神经兴奋可能会导致阿斯综合征，即心源性晕厥。而排便不畅，同时也有可能造成肛门处的静脉发生曲张，导致痔疮的发生。对于已经发生痔疮的患者，干硬的粪便还有可能划破痔疮上曲张的静脉，导致出血或者肛裂。

对于如何预防便秘，如散步、多喝水、多吃蔬菜水果，都是不错的建议。长时间坐着，肠蠕动会减慢，不时地起身活动，有助于肠蠕动。多吃蔬果，无论是什么颜色的蔬果，都是增加膳食纤维以促进肠蠕动的方式。

如果深信"宿便危害说"，而极端地采用泻药来排便，是很危险的事。泻药造成的腹泻会对肠道的功能造成影响，导致水分从肠道丢失、肠道大量分泌肠液、肠道的菌群失调，虽然这不是什么器质性的病变，但严重者可能造成水电酸碱紊乱、肠道感染、昏迷甚至生命危险。如果因为便秘或其他原因实在需要清洗肠道，请到正规医院灌肠。不过灌肠的感觉，会让许多人不想尝试的。

如果大家希望保持健康的排便习惯，就需要保持规律的饮食，经常食用一些粗粮以及富含纤维素的蔬菜，多饮水，做好手卫生，不要在排便时看报纸、看手机、看小说、长时间打电话、打游戏等。如果你坚持做到上述这些，胃肠道疾病是不会找上门来的。当然，如果你出现血便、强烈的腹痛腹泻，就可能是大问题了，需要立即到医院就诊。

没高血压症状就不用治

【**真相**】高血压没有症状，不代表没危害，它会慢慢破坏患者的心、脑、肾等器官，堪称健康“隐形杀手”。

【**解析**】高血压的主要表现可能是头痛、头晕、心悸、后颈部疼痛、后枕或太阳穴搏动感等；也有部分患者会出现失眠、健忘或记忆力减退、注意力不集中、耳鸣、情绪易激动等神经官能症症状。

很多人被查出患有高血压后，会感到十分意外，因为平时他们并没有觉得哪里不舒服。在高血压病初期，一些身体的症状不易被发现，如全身细小动脉痉挛，随着病情的发展，细小动脉才渐渐发生硬化；当中等及大动脉出现内膜脂质沉积，就会形成粥样硬化斑块甚至血栓。这种变化，多发于心脏的冠状动脉、脑动脉、肾动脉，所以说高血压没有症状，不代表没危害，它会慢慢破坏患者的心、

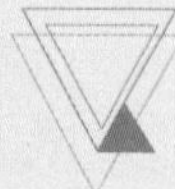

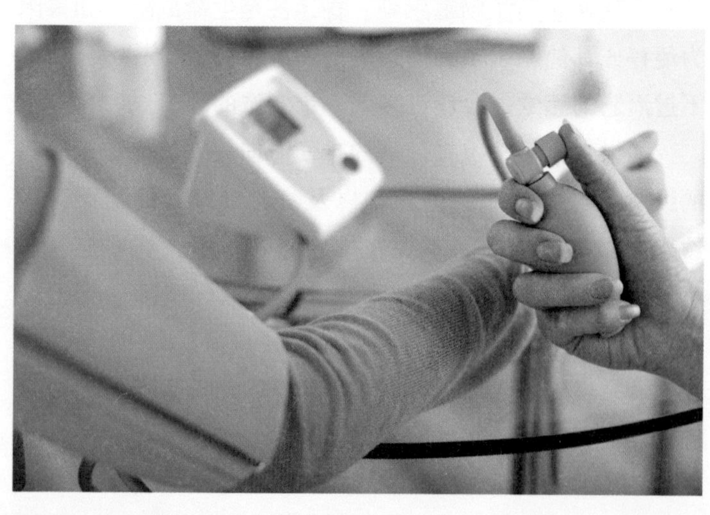

脑、肾等器官，堪称健康“隐形杀手”。

临床数据显示，青壮年高血压患者当中约有50%是无症状的，或出现偶尔头晕、头痛的不典型症状，很多人并不知道自己有高血压。甚至大多人不知晓、不重视，直到病情恶化时才去就医。这时，患者往往已出现心、肾功能损害，甚至出现中风、心梗症状，严重时会导致残疾、死亡。

出现高血压症状的患者往往会更自觉地寻求医生的帮助，积极治疗。但无症状的高血压患者，即使知道自己患有高血压，依从性也很差，通常会不治疗或者不坚持治疗。无症状的高血压患者，尤其是年轻人，应该弄清楚高血压的危害，即不在于是否有症状，而在于血压的高低波动。

总之，没有高血压症状不代表高血压没有对身体造成损害；不要以为身体没有不适，就不会有高血压；或者即使有高血压也不治疗。例如，长期吸食某种毒物，虽然早期没有什么异样的感觉，但是日积月累就会中毒。患者持续的血压升高会造成心、脑、肾及全身血管损害，严重时会发生脑卒中、心肌梗死、心力衰竭、肾功能衰竭、主动脉夹层等危及生命的临床并发症。相比之下，高血压本身的症状并不重要，重要的是由其引发的一系列并发症。如果能控制好高血压这个危险因素，诸如心肌梗死、脑中风类心脑血管疾病就不容易发生了。

“淋巴排毒”能预防疾病

【真相】淋巴呈网状分布在全身，是人体的“健康卫士”，也是“防御系统”，不可随意按摩它们，否则会对身体造成危害。

【解析】近来，有不少美容院推出“淋巴排毒”的服务，宣称在脖颈部、腋窝处等进行精油按摩，并配以刮痧板进行按压，可刺激淋巴，把平时吸入的废气、体内的毒素通过循环排出体外，而且淋巴排毒还能预防疾病。然而，事实并非如此。

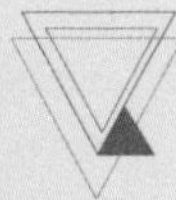

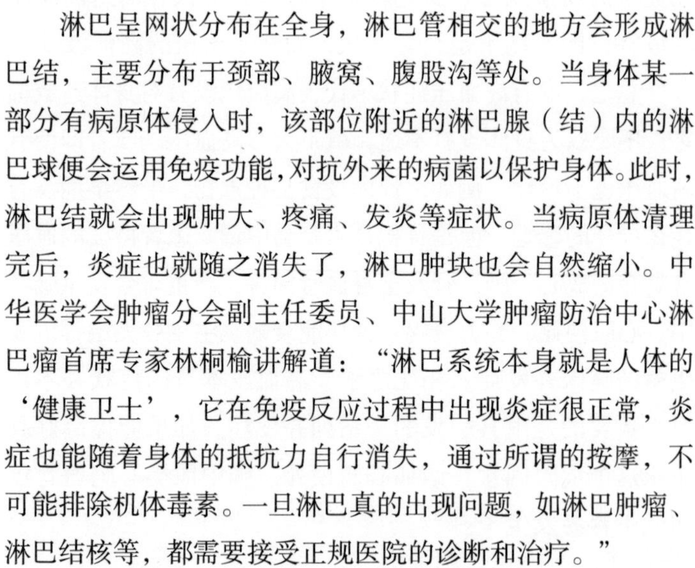

淋巴呈网状分布在全身，淋巴管相交的地方会形成淋巴结，主要分布于颈部、腋窝、腹股沟等处。当身体某一部分有病原体侵入时，该部位附近的淋巴腺（结）内的淋巴球便会运用免疫功能，对抗外来的病菌以保护身体。此时，淋巴结就会出现肿大、疼痛、发炎等症状。当病原体清理完后，炎症也就随之消失了，淋巴肿块也会自然缩小。中华医学会肿瘤分会副主任委员、中山大学肿瘤防治中心淋巴瘤首席专家林桐榆讲解道：“淋巴系统本身就是人体的‘健康卫士’，它在免疫反应过程中出现炎症很正常，炎症也能随着身体的抵抗力自行消失，通过所谓的按摩，不可能排除机体毒素。一旦淋巴真的出现问题，如淋巴肿瘤、淋巴结核等，都需要接受正规医院的诊断和治疗。”

不仅如此，如果随便对淋巴进行按摩，还有可能会对身体造成伤害。因为淋巴位于皮肉筋骨之间的，有些人的淋巴用手就能摸得到。如果使劲按摩淋巴，容易伤害到毛细淋巴网，反而导致淋巴结肿大，进而引起身体某些相关部位的疼痛。

林桐榆专家建议，如果大家想要排毒，那么就要保持饮食健康、多运动，以及防止便秘。其实，只要人体自身机能运转正常，毒素基本能够正常排出。已经出现淋巴疾病症状的患者，一定要选择到正规医院及时治疗，不要被“淋巴排毒”的陷阱耽误了治疗的最佳时间。

老眼昏花就是“老花”

【真相】有些人老眼昏花，排除老花眼、白内障的情况下，可能是老年性散光。

【解析】人之所以既能看清远处，又能明视近处，主要在于人眼球内有组睫状肌。如果这组肌肉用力收缩，晶状体就变厚，焦点就前移，人眼就能明视近处；如果这组肌肉完全放松，人眼就只能眺望远处。

老花眼最常见的表现就是去阅读或进行其他近距离工作时会看不清，而且状况会逐年加重。老花眼属于正常生理现象，这是大家所熟知的。随着年龄的增大，睫状肌的力量逐渐削弱，晶状体逐渐硬化，调节能力变弱，因而看不清楚近处，这就叫做老花眼。老花眼是随年龄增加所发生的一种退行性变化，就像人老皮皱一样，每个人都会发生，只是早迟不一、轻重不同。以往有近视眼的老年人，老花眼会出现得晚些；以往有远视眼的，老花眼会出现得早些。

但是，有相当一部分人，年轻时视力好，到了有老花眼的年龄时不单是看近处不清楚，看远处也会觉得模糊，甚至看的时间久了还会感觉到眼睛酸胀、疼痛，或者头痛，这时就应该考虑他们是否患有老年性散光。

对于老年性散光大家知道的可能不太多，但它却是老眼昏花的一个重要原因。这是因为老年人上眼皮变得松弛，减少了对眼睛角膜（俗称黑眼球）垂直方向的压迫力，使之变得相对平坦，弧度变小，而角膜水平方向的弧度随之变得相对较大，使黑眼球不再是一个正圆球形。这样一来，进入眼睛的平行光线经过角膜和眼后部的屈光介质之后不能聚成一点，只能成一线，从而引起视物重影、视力下降、视觉疲劳等症状，这就是所谓老年性散光，又称为老年逆规性散光。

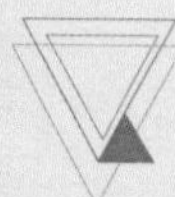

即使大家患了老年性散光也不用害怕，因为这是一种正常生理现象，只是有人症状表现明显，有人症状表现不明显。多数人一般到了60多岁以后，才会有症状表现出来。如果一旦有视力下降和视觉疲劳的老年逆规性散光症状，即便度数较低，也应该佩戴眼镜矫正。

配眼镜时要注意，从来没有戴过眼镜的老人大多不能接受全部矫正，可先采取部分矫正，再过渡到全部矫正的办法。若不伴有其他近视、远视情况，看远处只需要佩戴单纯散光眼镜即可，而看近处时则需佩戴矫正散光的老花镜。若伴有近视、远视情况，对眼镜度数则需要做相应的调整。当然，老年逆规性散光也和老花眼一样是在不断变化发展的，需要定期复查调整眼镜度数。

白内障必须“熟透”才能手术

【真相】现在的白内障超声乳化吸除联合人工晶体植入术已经没有这种限制了。

【解析】很多白内障患者害怕手术，总是能拖就拖，等到白内障熟透，眼睛几乎看不见了才去做手术。很多白内障患者认为，白内障发展到“成熟”阶段时摘除更加安全。然而，现在的白内障手术其实已经不用考虑这一点了。患者只要感觉白内障影响生活质量，妨碍自己的行动时，可以随时接受手术进行摘除。

在20世纪90年代之前，白内障摘除手术的技术还比较传统，切口也很大。白内障“熟透”时的晶状体核很硬，方便取出而不容易破裂，因此过去的白内障患者往往要等到视力很差的阶段才进行手术，因而也对患者的生活质量的影响较大。而现在的白内障手术是白内障超声乳化吸除联合人工晶体植入术，角膜切口只有3毫米，自行愈合、无须缝线，手术时间短，也不再有那么多限制。那么什么时候适合做白内障手术呢？理论上视力低于0.5时就可以考虑做白内障手术。如果是画家、显微外科医生这些对视力要求高的人群，更早地对白内障进行手术也完全没有问题。

洗澡时先洗头可致脑溢血

【真相】高血压才是引发脑溢血的根本原因。至于洗澡诱发脑溢血，其原因并不是大脑血管受热膨胀，而是因为洗热水澡时体温升高、心率加快引起血压变化而间接引起的。

【解析】这条谣言早在 2013 年就曾出现，此后每年改头换面再继续传播——人的血管非常薄弱，遇上高温就会“热胀”，一不小心就会爆裂；冬天洗头时一碰热水，血液一下子就集聚到头部，这时如果马上洗头，可能会导致头部血液流通不畅，长期如此，可能会诱发脑血管疾病甚至导致脑溢血。

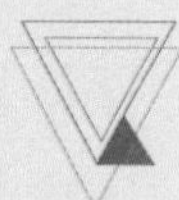

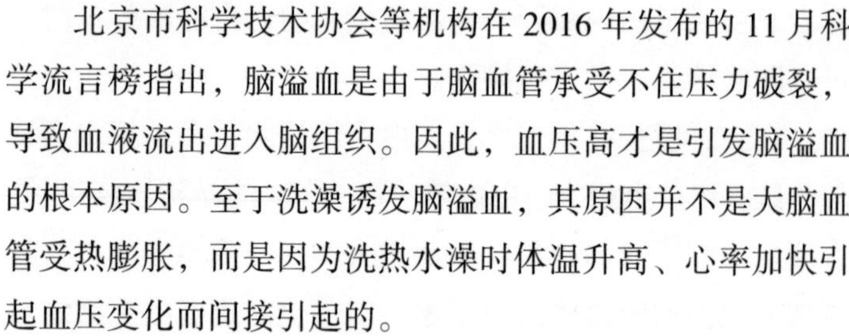

北京市科学技术协会等机构在 2016 年发布的 11 月科学流言榜指出，脑溢血是由于脑血管承受不住压力破裂，导致血液流出进入脑组织。因此，血压高才是引发脑溢血的根本原因。至于洗澡诱发脑溢血，其原因并不是大脑血管受热膨胀，而是因为洗热水澡时体温升高、心率加快引起血压变化而间接引起的。

而有谣言说“日本每年有 1.4 万人因此致死”，出自日本《日刊现代》杂志 2013 年 11 月 21 日的报道，称日本每年因洗澡不当导致死亡的高达 1.4 万人，其中约九成是 65 岁以上老年人；特别是冬季，由于温差使血管及心脏负担增大，洗澡时摔倒从而溺死的情况尤为突出。报道写的原因是“温差”而不是“受热膨胀”，而且摔倒后因溺水死亡的情况突出，并不都是纯粹因脑溢血直接致死。

唾液（基因）能测天赋

【真相】“天赋基因”检测只是个“噱头”，虽然它有一定的科学基础，但是夸大的成分居多。

【解析】近几年，非常流行一种“天赋基因”检测，通过一口唾液就能获取孩子的基因，并分析孩子有哪方面的“特长”，有不少家长纷纷花高价为孩子做这种检测。

实际上，学术界并不存在“天赋基因”的说法，所谓的“天赋基因”应该是指和智商相关的一些基因。将这些基因命名为“天赋基因”只是个“噱头”，虽然它有一定的科学基础，但是夸大的成分居多。

智商是受多因素影响的，并不是某一个基因就能决定人的智商高低，它是受多基因共同调控的。就算检测出所谓的“天赋基因”，它也仅是智力具备最基础的一个条件，只能说明没有智力障碍或某方面缺陷。

有商家宣称的检测基因可以评估出孩子在音乐、体育方面的能力。虽然人在某些方面的能力有一定的遗传基础，但是现在这些能力的遗传基础还没有研究定论，目前很难准确、清晰地界定哪些基因对某个特定领域有影响。

此外，遗传基础由基因和基因的调控因素两方面决定的，也就是先天和后天环境共同作用。如以唱歌为例，遗传来的好声带是个有利因素，但是有这个基础，人未必一定有音乐天赋或者乐感，还需要后天成长环境的培养。

糖尿病患者用胰岛素会上瘾

【真相】胰岛素是人体自身就可合成的激素，不存在使用后会上瘾的说法；1型糖尿病以及严重的2型糖尿病，应该坚持用胰岛素治疗。

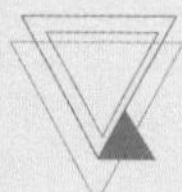

【解析】很多人认为不要轻易用胰岛素，用了胰岛素会导致上瘾。

这是糖尿病患者拒绝胰岛素治疗的最常见说法。这个谣言非常不科学，有不少患者因听信谣言而延误了治疗。其实，他们听到的和看到的胰岛素使用者，大多都是1型糖尿病或者严重的2型糖尿病患者。因为患者体内自身分泌胰岛素不足或病情已经发展到口服药物无法控制，甚至并发症不断出现的阶段，这时用胰岛素治疗效果好。当然坚持使用胰岛素治疗，和上瘾没有任何关系。可以明确的是，胰岛素是人体自身就可以合成和分泌的激素，因此使用胰岛素不存在上瘾的说法。部分患者注射一段时间（2周到数月）胰岛素可以很好地保护胰岛功能，使胰岛休息并得到一定程度的恢复，使用相当长一段时间（数月到数年）后有停用胰岛素的可能，甚至改为口服药或单纯饮食运动就可获得满意的控糖效果。

纳豆能治疗心脑血管病

【真相】纳豆与所有豆制品一样，是有益的健康食品，但指望其能调节血脂、稳定血压的益处就不切实际了。心脑血管病患者更不能放弃吃药而寄希望于纳豆。

【解析】纳豆是把大豆煮熟之后发酵的产物。传统的发酵是把大豆放在稻草中进行，后来日本人从中分离出把大豆变成纳豆的细菌，称为纳豆菌，其实就是一种枯草杆菌。现代的纳豆生产可以使用经过纯化培养的纳豆菌来进行，纳豆的生产从而更加方便可控。

所有的豆制品对健康都很有好处，发酵的豆制品由于多了许多便于吸收的有益成分更受人们青睐。日本人对纳豆的研究比较充分，他们发现纳豆中有一种叫做“纳豆激酶”的蛋白质。这种物质能够分解血管中的蛋白纤维，从而产生“溶血栓”的效果。此外，还有一些实验发现纳豆或者纳豆的提取物对于高血压症状有一定帮助。

所以说纳豆具有一些“保健功能”倒也不是无稽之谈。不过大家需要注意的是，这些实验往往是在动物身上完成的或者只是很小规模的人体实验，而且都是在特定的条件下得到的。目前，口服纳豆激酶能否起到溶血栓的效果并没得到科学的论证。所以，对于消费者来说，需要吃多少、如何吃才能起到作用依旧是个疑问。与其他的保健方式

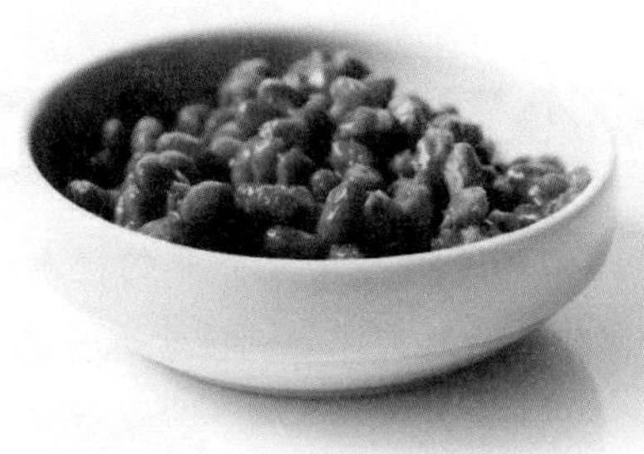

相比，吃纳豆或者纳豆提取物、纳豆激酶胶囊的功效是否更好？这些问题都还需要进一步地研究。

如果与肉、蛋、奶、米饭、馒头这样的食物相比，所有的豆制品都对心血管健康有帮助；如果与其他豆制品相比，纳豆经过发酵也具有一些发酵的好处，如蛋白质更容易被吸收以及细菌产生的一些“功能蛋白”。

如果与别的发酵豆制品相比，纳豆就未必有多独特了。四川就有一种叫做“水豆豉”的食物，其制作过程跟纳豆如出一辙，其外观也很有相似之处。通常说的“豆豉”，也有用纳豆菌同类枯草杆菌发酵的。而韩国也有一些类似的发酵豆制品，从这些食品中也发现了与纳豆激酶功能相同的物质。纳豆之所以赢得更多关注，只是因为日本人对它进行了比较深入的研究，所以在宣称纳豆保健功能的时候多了一些科学数据而已。

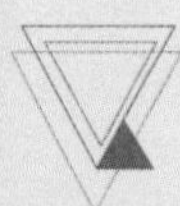

作为发酵豆制品，不管是纳豆、豆豉，还是韩国的大酱，都会有相似的对人体有益的成分。其实作为风味食品，自然是“美味就是王道”，至于追求它的保健功能，或许只能说“聊胜于无”。有一项在日本进行的实验——志愿者每天早餐要吃 200 克纳豆来展示溶血栓的效果，但对大多数人来说，这实在是一个很大的量了。

有骨质增生就不能补钙

【真相】骨质增生并非钙摄入过多引起的。患者要重视隐匿的缺钙现象，按常规补钙。

【**解析**】人体的关节是骨与骨的接合部，骨端覆盖着厚实而光滑的软骨，即关节软骨。人的所有组织都会随着年龄的增加而发生老化，这在医学上称为“退行性变”，即关节软骨在逐渐老化的基础上，加上长期劳累的刺激，逐渐出现变性，弹性减低，关节磨损，承重能力明显下降，有时还会发生脆化甚至破裂，其外围软骨面便代偿性增殖肥厚，日久就形成貌似刺一样的突起，这就是人们所说的“骨刺”，也就是骨质增生。

骨质增生患者常伴有骨质疏松，虽然骨质疏松常由缺钙引起，但患者血钙往往会增高。这是什么原因呢？这个问题的关键还在于钙。钙存在于血液、细胞、骨组织。当人体摄入的钙减少时，为了生理的需要，骨组织里的钙释放到血液里，使血钙增加。血钙增加使降钙素分泌增加、功能增强，促进新骨形成，从而在骨骼某些部位形成骨质增生。鉴于此，颈肩腰腿痛患者要重视隐匿的缺钙现象，积极按常规补充钙剂。

当发现自己患上骨质增生时，也勿过分恐慌。骨质增生患者应节制饮食，保持适当的体重，避免肥胖。临床发现肥胖患者一般骨质增生发生在膝关节，比病情相似而体重标准者的治疗时间要长，恢复要慢。原因很简单，就是肥胖患者自身的体重加重了膝关节的负担，关节的磨损与伤害也就更大。所以，大家应均衡饮食、保持体重是防止骨质增生的重要环节。

此外，患者要保证正规适当的治疗，以减轻骨质增生所带来的痛楚；平时要建立良好的生活习惯，改变错误的身体姿势，以改善身体各部位机能及神经系统的协调与健康状态，并注意对骨质疏松进行规范治疗。如此，就能减慢骨质增生的增长，更可把骨质增生出现的时间延迟，从而与骨质增生“和平共处”。

粪便能治肠道疾病

【真相】“粪便治病”不是简单地移植粪便，而是移植人类粪便中的微生物。

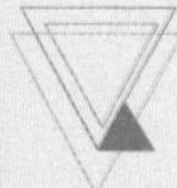

【解析】正常的肠道菌群处于一个和谐稳定的状态，如果某些细菌数量增多、减少或者缺失，人就可能生病。将健康人粪便中的正常功能菌群移植到受者胃肠道内，就可以重建平衡，治疗肠道及肠道外疾病。

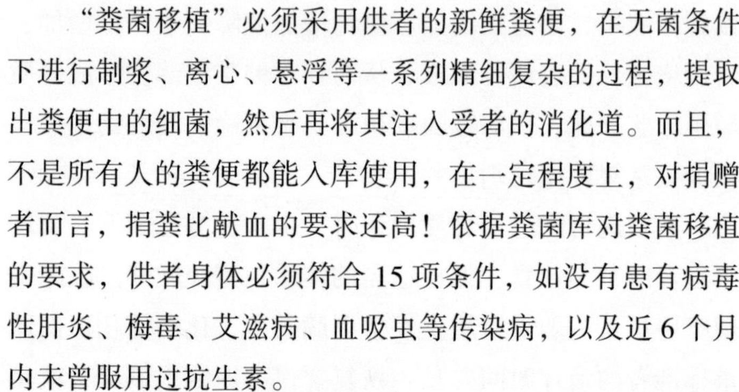

“粪菌移植”必须采用供者的新鲜粪便，在无菌条件下进行制浆、离心、悬浮等一系列精细复杂的过程，提取出粪便中的细菌，然后再将其注入受者的消化道。而且，不是所有人的粪便都能入库使用，在一定程度上，对捐赠者而言，捐粪比献血的要求还高！依据粪菌库对粪菌移植的要求，供者身体必须符合 15 项条件，如没有患有病毒性肝炎、梅毒、艾滋病、血吸虫等传染病，以及近 6 个月内未曾服用过抗生素。

“粪菌移植”是近年来医学界的研究热点，这种疗法可用来治疗如顽固性便秘或腹泻、克罗恩病、溃疡性结肠炎、严重菌群失调、难治性肠道过敏、急慢性艰难梭菌感染（特别是复发性感染）、消化道感染性疾病、肠易激综合征等疾病，甚至对肥胖、糖尿病（合并肠道疾病）、代谢综合征等肠道菌群相关性疾病也能发挥一定作用。

据中华粪菌库官网显示，2013 年粪菌移植被列入美国医学指南，并入选 2013 年美国时代杂志“世界十大医学突破”。现在，全世界已有约 15000 例次粪菌移植治疗案例，美国已有 2 家非营利性粪菌库。

在我国，除了多家医院共同发起建立中华粪菌库紧急救援计划外，还有一些医院建立起了自己的特色肠道菌群库。例如，南京医科大学第二附属医院就有一个粪菌库。其实粪菌库就是我们所说的“粪便银行”。

痛风患者不能吃豆制品

【真相】痛风患者不仅不必拒绝豆制品，还可以很好地吸收豆制品中的营养。

【解析】痛风是一种常见且复杂的关节炎类疾病，由于发病率高，已经与“三高”并入一起成为“四高”。以前只要是含高嘌呤的食物及其制品，大家都“一刀切”地认为是禁忌食物，但是随着研究的深入，一些饮食禁忌也被推翻了。

其实痛风与豆制品，并不对立，痛风人群可以吃豆制品!

首先，虽然痛风患者在饮食上需要选择低嘌呤食物，但由于外源性尿酸仅占体内尿酸的 20%，即使严格的饮食控制也只能使血尿酸下降 10%～20%，这对改善高尿酸血症的作用是有限的。其实，合理的饮食结构和适宜的体重，良好的饮食行为和生活方式才是预防痛风最有效的措施。

其次，大豆类食物虽然属于中高嘌呤食物，每千克嘌呤含量 100 ～ 150 毫克，而猪肉、牛肉的嘌呤含量也属于同等级别，但豆类里嘌呤组成以腺嘌呤和鸟嘌呤为主，代谢时腺嘌呤转化生成尿酸的速度及效率低，故生成尿酸相对较少，而肉类里以次黄嘌呤和黄嘌呤为主，可直接生成尿酸。所以肉类对于痛风患者来说也是可以少量吃的，更何况是豆类呢？

第三，豆制品，如豆浆、豆腐、豆芽菜、豆腐脑等，在加工、制作及烹饪的过程中有相当一部分嘌呤会被去除，嘌呤含量就相对较少。例如：制作豆腐工艺中，黄豆经过浸泡、打碎、挤压、去渣、去除黄浆水等工序，嘌呤含量降至 25 克左右；一杯自制的浓豆浆的嘌呤也只不过 22 克；至于街上卖的豆浆，嘌呤含量更低；而豆芽菜的嘌呤含量只有 14.5 克。这些都属于低嘌呤食物。

事实上，近年发表的《中国痛风诊疗指南》中并未将

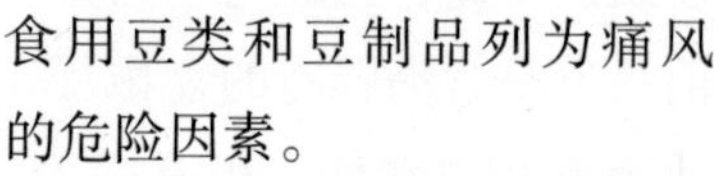

食用豆类和豆制品列为痛风的危险因素。

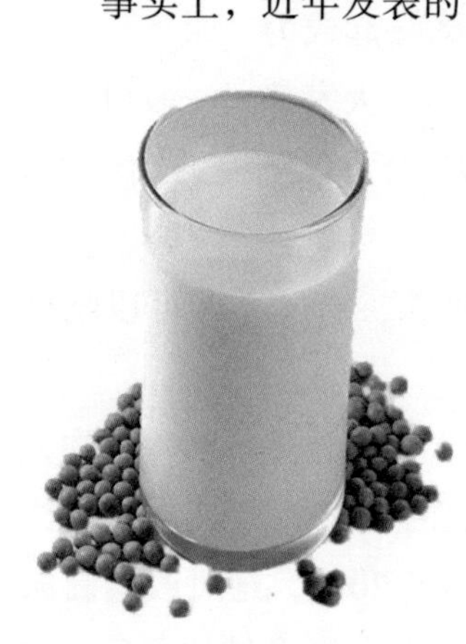

总之，对于痛风患者来说，豆制品是可以吃的。即使痛风患者同时患有肾病，需要控制整个蛋白质的摄入，也并非只控制豆制品，而且优质蛋白质的摄入也要占到全天供应蛋白质的 60%。

擦生姜能治脱发

【真相】擦生姜治脱发缺乏依据。有研究显示，抹生姜不但没有效果，其主要成分还可能会抑制头发生长。

【解析】脱发是一种非常普遍的现象，脱发的类型和病因有很多，治疗脱发的基础是充分了解脱发的类型和病因，然后分类正规治疗。

国内外所有关于脱发的治疗指南里从来没有提过“擦生姜”的治疗方法，也没有任何相关研究。我国南方医科大学的一项研究中指出，生姜中的主要成分6–姜酚（流言所说姜辣素）不仅没有促进毛发生长的作用，反而可能会抑制毛发的生长。所以，不要期待用生姜擦头皮可以治脱发。

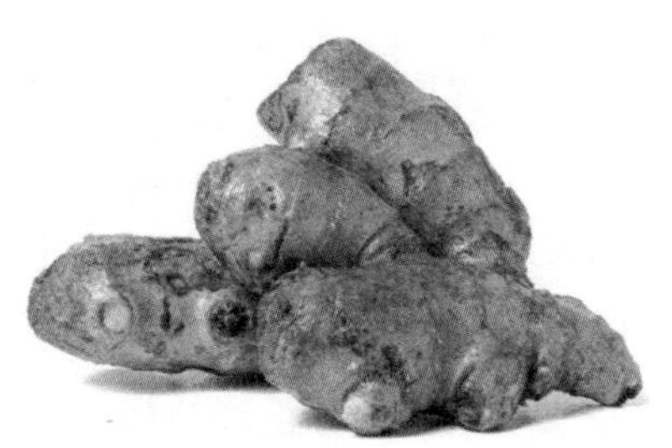

科学就医健康教育核心信息及释义

一、科学就医是指合理利用医疗卫生资源，选择适宜、适度的医疗卫生服务，有效防治疾病、维护健康

科学就医与每个人的健康都息息相关，涉及生命过程的各个阶段，有助于更便捷、经济、有效地解决自身所面临的健康问题。公众应重视科学就医，切实维护自身及他人健康。

科学就医就是要树立预防为主的健康理念，合理利用医疗卫生资源（公共卫生服务、诊疗服务、疾病预防保健和医疗保险等资源），掌握分级诊疗、预约挂号的基本原则和方法，选择正规且适合自己病情的医疗卫生机构，按流程就诊，与医生良好沟通，在诊治过程中遵从医嘱，遵守医疗机构的各项规定，正确理解医学的局限性等。

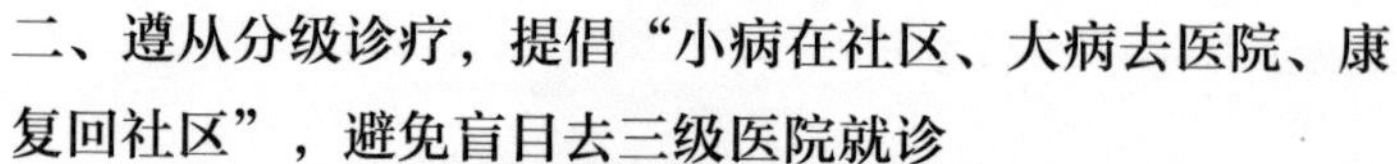

二、遵从分级诊疗，提倡“小病在社区、大病去医院、康复回社区”，避免盲目去三级医院就诊

目前，我国医院分为一、二、三级，社区卫生服务中心和乡镇卫生院属于一级医院。一级和二级医院的医务人员一般都经过专业培训，具有正规的行医资质，具备对一些常见病和多发病进行诊疗的能力。常见病和多发病患者应首选一级或二级医院就诊，而不要盲目去三级医院就诊，这样可以节省患者的时间、费用，避免不必要的浪费。同时，由于一级和二级医院数量多，分布广泛，在这些医院就诊可以避免三级医院门诊挂号难、等候时间长以及医生和患者之间沟通时间较少等问题，可为患者提供更细致、全面

的健康服务。

全国很多地区都建立了双向转诊制度。当患者在一、二级医院不能诊治时，可以转到相应的三级医院就诊，由于在一、二级医院已进行了初步诊断，提供了前期诊疗信息，转到三级医院可以更有针对性地得到医疗服务，提高就诊效率。

三、定期健康体检，做到早发现、早诊断、早治疗

健康体检是指通过医学手段和方法对受检者进行身体检查，了解其健康状况，及早发现影响健康的高风险因素及潜在的疾病隐患，达到预防和早期治疗的目的。健康体检体现了预防为主的健康观，是科学就医的重要组成部分，是保障身体健康的有效方法。

定期进行健康体检，及早发现健康问题和疾病，以便有针对性地改变不良行为习惯，减少健康危险因素，对检查中发现的健康问题和疾病，要抓住最佳时机及时采取措施，重视疾病早期症状，如有不适，要及时到正规医疗卫生机构就诊，做到早发现、早诊断、早治疗。

四、鼓励预约挂号，分时段、按流程就诊

患者确需去三级医院就诊，建议在看病前通过医院官方网站、12320 卫生热线等正规渠道了解相关信息，对医院专科特色、科室分布、出诊信息等进行初步了解，做到心中有数，并根据自身情况有针对性地选择预约挂号。

预约挂号可以合理分流患者，实现分时段就诊，提高就诊效率，节省医患双方的时间，避免患者集中排队，并

可减少院内交叉感染的机会。各地医院普遍使用的预约方式主要包括现场预约、电话预约、短信预约、网络预约和银联医保卡自助预约等。不同的挂号方式各有特色，患者可根据自身情况，合理选择预约挂号方式，分时段、按流程就诊。同时预约挂号成功的患者如不能按时就诊，应及时取消预约。

五、就医时需携带有效身份证件、既往病历及各项检查资料，如实陈述病情，严格遵从医嘱

就医时（不包括急诊），必须携带有效身份证件实名挂号。有效身份证件包括身份证、户口本、社保卡、驾驶证、护照、暂住证或军人证等。

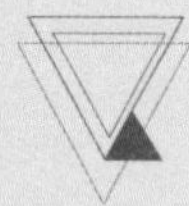

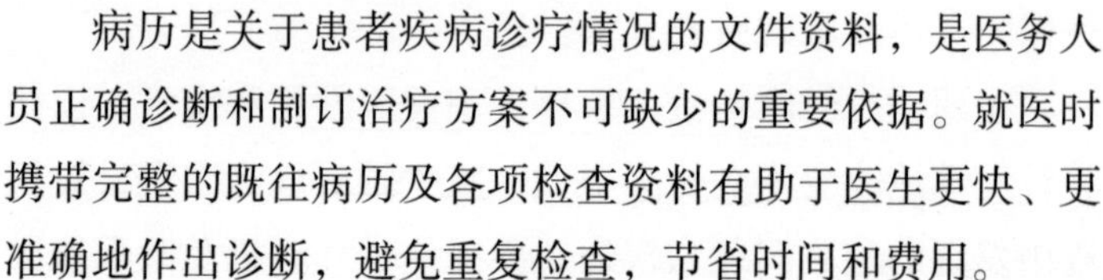

病历是关于患者疾病诊疗情况的文件资料，是医务人员正确诊断和制订治疗方案不可缺少的重要依据。就医时携带完整的既往病历及各项检查资料有助于医生更快、更准确地作出诊断，避免重复检查，节省时间和费用。

患者与医生的沟通，是医生了解病情的基本手段，也是医生进行诊疗的开始。患者与医生沟通的主要方式就是患者向医生陈述病情。看病时最好由患者本人陈述病情，如患者因特殊情况无法亲自陈述病情，应当由了解病情的家属代替陈述。在陈述病情时，要尽量如实、准确、全面地说明与疾病有关的问题，切勿夸大或隐瞒病情。

六、出现发热或腹泻症状，应当首先到医疗卫生机构专门设置的发热或肠道门诊就医

发热俗称“发烧”，腹泻俗称“拉肚子”。发热和腹泻可能与多种急性传染性疾病有关。发热门诊和肠道（腹泻）门诊是医院专门用于排查传染病疑似病例、治疗相应疾病的专用诊室。患者在出现发热或腹泻症状后，应及时到正规医院的发热门诊或肠道（腹泻）门诊就诊，排查急性传染病发生的可能性，以免将疾病传染给他人。根据传染病防治相关法律法规的要求，医务人员会登记发热或腹泻患者的相关信息，患者应积极配合，提供真实有效的信息。发热患者在就诊途中应佩戴口罩以做好个人呼吸道防护，尽量远离人群密集的地方。

七、紧急情况拨打 120 急救电话，咨询医疗卫生信息可拨打 12320 卫生热线

“120”是全国统一的急救电话号码，服务对象是灾害事故和急危重症患者，24 小时有专人接听。一旦在医院外发生急危重症和意外伤害需紧急医疗救助时，应立刻拨打 120 急救电话。拨打电话时，切勿惊慌，应保持镇静、听清问话、明确回答、说话清晰简练，要在接听人员挂断电话以后再放下话筒，以确保急救人员获得急救所需的全部信息。

“12320”卫生热线是 24 小时免费咨询热线，目前已在全国绝大多数省份开通，可为患者提供就医指导、咨询、预约诊疗、投诉、举报、建议、表扬、戒烟干预和心理援助等服务。

八、文明有序就医，严格遵守医疗机构的相关规定，共同维护良好的就医环境

医院是公共场所，患者在享受权利的同时也应履行相

应的义务，共同维护文明有序的就医环境。患者及其陪护人员应自觉遵守门诊、住院、探视等有关规定，充分尊重医务人员，支持配合其诊疗工作，遵从医嘱。在挂号、就诊、收费、取药、检查、乘坐电梯时要有序排队、文明礼让。不要大声喧哗、随地吐痰，不要吸烟，不要擅闯医疗场所（诊室、检查室等），不要随意丢弃垃圾。

九、参加适宜的医疗保险，了解保障内容，减轻疾病带来的经济负担

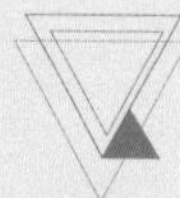

我国已经建立起包括城镇职工基本医疗保险制度、新型农村合作医疗制度和城镇居民基本医疗保险制度在内的三大医疗保险制度，初步构成了覆盖全体国民的医疗保险体系。提倡城镇居民参加基本医疗保险，农村居民参加新型农村合作医疗保险，可有效减轻城乡居民与疾病相关的经济负担。

基本医疗保险是为补偿劳动者因疾病风险造成的经济损失而建立的一项社会保险制度。通过用人单位和个人缴费，建立医疗保险基金，参保人员患病就诊发生医疗费用后，由医疗保险经办机构给予一定的经济补偿。新型农村合作医疗制度是由政府组织、引导、支持，农民自愿参加，个人、集体和政府多方筹资，以大病统筹为主的农村医疗互助共济制度。

基本医疗保险和新型农村合作医疗是政府提供的基本社会保障，其根本目的是减轻人民群众的医疗负担，实现医疗卫生服务的公平，保障人民群众的健康。基本医疗保险和新型农村合作医疗的相应保险条款和权益可咨询当地医疗保险管理机构。

十、医学所能解决的健康问题是有限的，公众应当正确理解医学的局限性，理性对待诊疗结果

随着科学技术的不断发展，医学取得了长足的进步，已经成为一门相对完备和精细的自然学科。然而，人体是一个十分复杂的有机体，人们对它的认识还远未到达终点，有相当一部分疾病的病因尚未完全清楚，因而也就无法完全治愈。疾病的发生是由个体生活方式、遗传、环境（自然环境与社会环境）等多种因素所导致的，其治疗不仅仅是医院和医生的事情。医学不是万能的，医生也不是神，患者自身的健康素养、自我管理的能力以及对相关医学知识的了解往往更加重要。

患者及家属在就诊过程中，应遵从医嘱，积极配合治疗，正确理解医疗技术的局限性和不确定性，理性对待诊疗结果，不要盲目地把疾病引发的不良后果简单归咎于医护人员的责任心和技术水平。如果对诊疗结果有异议，或者认为医护人员有过失，应通过正当渠道或法律手段解决，不可采取扰乱医疗秩序或伤害医护人员的违法行为。

PART FIVE 第五部分

安全用药

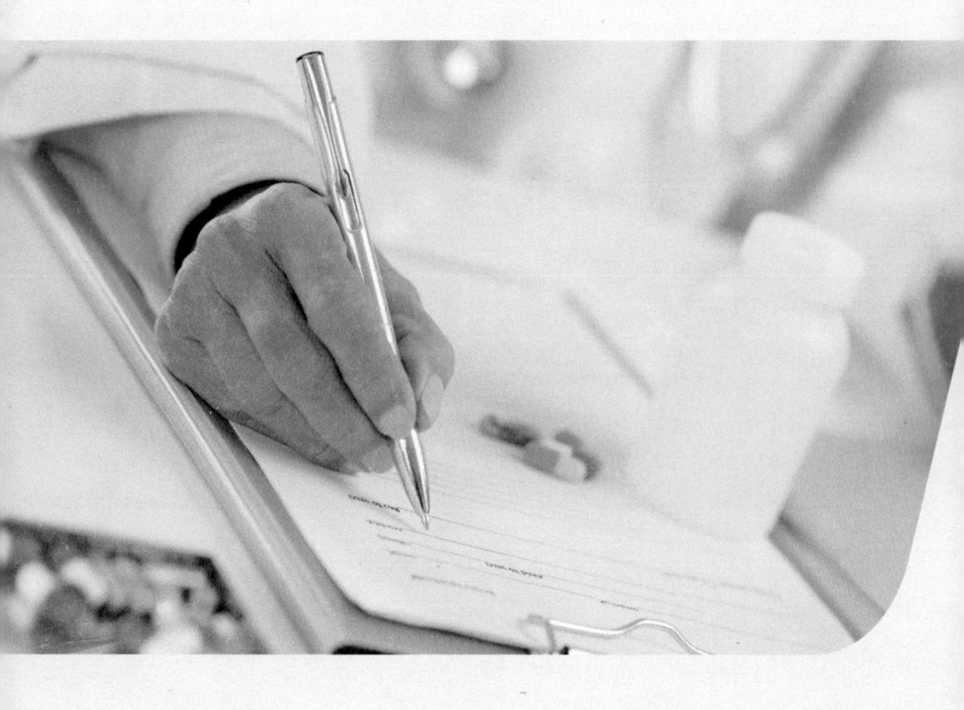

输白蛋白能增强免疫力

【真相】世界卫生组织早在 2000 年就不再推荐使用白蛋白，并把它从基本药物目录中删除。

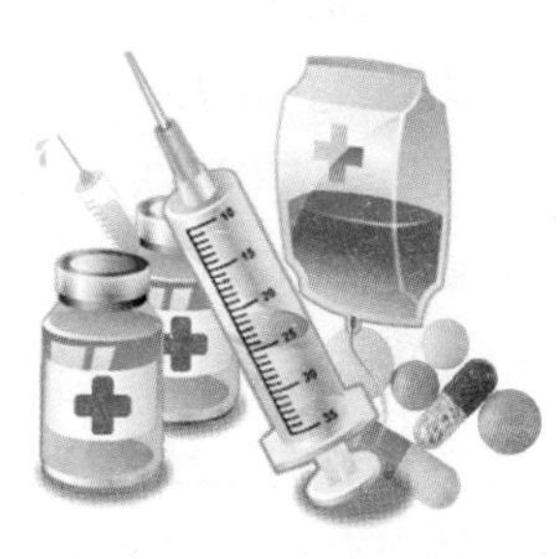

【解析】参与人体免疫反应的是免疫球蛋白，而不是白蛋白。白蛋白与免疫球蛋白分属不同种类的蛋白质，它们在体内发挥的作用也不一样。白蛋白在人体内最重要的作用是维持血管内胶体渗透压和物质运输，并不参与机体免疫反应。大剂量输入人血白蛋白，不仅不能提高免疫力，反而可能引起机体免疫功能下降。这是因为白蛋白制剂中含有某些生物活性物质，如微量内毒素、血管舒缓素，可能对人体的免疫功能产生干扰作用。

维生素 C 能预防感冒

【真相】大量的科学研究都证实大剂量的维生素 C 并不能降低普通感冒的发病率。

【解析】关于“维生素 C 预防感冒”的说法，这里的感冒其实是指普通感冒。尽管主要的倡导者鲍林有着很高的威望，但科学不是个人崇拜，大量的科学研究都证实大剂量的维生素 C 并不能降低普通感冒的发病率。

其次，维生素 C 药物的说明书里也没有明确指出其具有预防和治疗感冒的功效。其作用之一——增强机体抵抗力，这在任何疾病的预防和治疗中都是很重要的，显然我们不能依此推断出维生素 C 包治百病的结论。在很多情况下，维生素 C 作为人体必需的营养素，对它的摄入只是辅助性的治疗。

尽管人们很早就知道要使用新鲜的蔬菜水果来补充维生素 C，但直到 1932 年维生素 C 才被分离鉴定，随后才出现用它来治疗许多种疾病的尝试，这可能是因为人们对维生素 C 的生理作用缺乏了解。随着研究和认识的深入，这种观点被证实是不正确的，也被人们慢慢淡忘了，唯独预防和治疗感冒的说法还常常被提起。

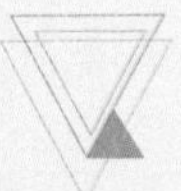

药品说明书罗列的不良反应多就不是好药

【真相】药品说明书中记载的不良反应很详细，并不是说药品质量不好,反而代表对该药的研究比较透彻。

【解析】药品本身就是一把双刃剑，在发挥治疗作用的同时，也可能发生不良反应。根据《药品不良反应报告和监测管理办法》规定：“药品不良反应，是指合格药品在正常用法用量下出现的与用药目的无关的或意外的有害反应。”

其实药品的不良反应是在每个人身上都可能发生的，同时也并非在每个人身上都会发生，它与药物自身的药理作用以及患者的身体状况、年龄、遗传因素、生活习惯等多种因素有关。

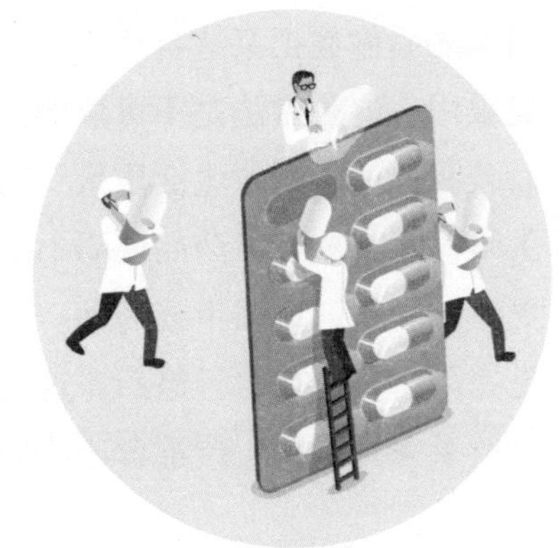

不良反应发生的概率通常很低，按国际医学科学组织委员会（CIOMS）解释：十分常见（≥10%）；常见（1%～10%，含1%）；偶见（0.1%～1%，含0.1%）；罕见（0.01%～0.1%，含0.01%）；十分罕见（<0.01%）。

大部分的不良反应是轻微的、暂时的，不会影响治疗和用药安全，只需要加强观察即可，如某些感冒药会引起嗜睡或解热镇痛药引起的胃肠道反应。而药品产生严重不良反应的概率简直比你中彩票还要难。

药品不良反应是在长期的治疗实践中总结和积累出来的，是用药经验的一部分，现在大部分不良反应详细的药品其实都有长久的临床实践支撑或者有相关的文献或者病例报道支持。而说明书作为法定文件，提供完整的药品不良反应信息，尽到告知义务是其基本功能。对药物疗效和可能发生的副作用都比较清楚的情况下，医生和患者使用药品时会更清楚地认识到要注意什么、防范什么，更好地权衡患者用药后的利弊。例如，使用某种抗肿瘤药物后会出现严重脱发的不良反应。但是为了延长患者生命，医生权衡利弊后会给患者使用药物，因为脱发等不良反应相对延长生命来说，是可以接受的。

有为数不少的患者被说明书上详细的不良反应吓到了，

回家之后偷偷把某些自认为“危险”的药收起来，不遵医嘱服用，这种做法是不可取的。正确的做法是：服用药物后若有任何影响“生活质量”的异状，即使是微不足道的头晕，除了要参考药品说明书上罗列的种种不良反应外，更应该尽早咨询医生或药师。最忌讳的是，一是忍着不适吃完药物，二是自行停药。这些行为都可能会让药品的治疗效果大打折扣，严重者还会造成无法挽回的后果。

抗菌药就是消炎药

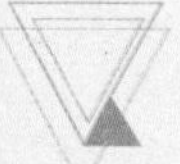

【真相】无论是从病因、作用机理、临床用途、不良反应等任何方面看，抗菌药物和消炎药都是两个不同的概念。

【解析】抗菌药和消炎药之间有什么关系？为了明确这个问题，首先要明确一个概念：炎症。

炎症通常称为发炎，它是指机体遭受有害刺激后产生的一系列复杂反应的病理过程。其临床表现为炎症部位红（局部充血）、肿（组织肿胀）、热（炎症部位温度升高）和痛（疼痛）。引起炎症的因素很多，如高温、射线、强酸、强碱、细菌和病毒等。

消炎药是指能够抑制炎症因子生成或释放的药物，通过抑制炎症因子（如肿瘤坏死因子、白细胞介素），使炎症缓解。

临床中常用的消炎药主要有以下两大类：

1. 甾体类消炎药，也就是我们常说的糖皮质激素，主要用于系统性红斑狼疮、慢性阻塞性疾病急性发作的治疗，常用药物包括泼尼松、氢化可的松、泼尼松龙、地塞米松和甲泼尼龙等。大量长期使用糖皮质激素会引起高血压、高血糖、骨质疏松、感染发生风险增加等不良反应。

2. 非甾体消炎药，即解热镇痛消炎药物，如阿司匹林、塞来昔布、布洛芬、依托考昔等，主要用于骨关节炎、类风湿性关节炎、发烧或疼痛等疾病的治疗，其主要不良反应包括胃肠道刺激、出血。

抗菌药物一般指具有杀菌或抑菌活性的药物，包括各种抗生素（青霉素类和头孢菌素类）、磺胺类（复方新诺明）、硝基咪唑类（甲硝唑）和氟喹诺酮类药物（左氧氟沙星、环丙沙星或诺氟沙星等）。抗菌药物不是直接针对炎症发挥作用，而是针对引起炎症的细菌或真菌，通过抑制细菌细胞壁、影响细胞膜、感染细菌蛋白质或阻碍细菌核酸合成等机理发挥抑菌或杀菌作用。

当炎症由细菌、病毒或真菌引起被称为感染性炎症。若由细菌引起的感染，就必须使用抗菌药物治疗，如青霉素类、头孢类等药物。若由病毒引起的炎症。如病毒性心肌炎、病毒性脑膜炎或病毒性角膜炎，治疗时必须使用抗病毒药物，抗菌药物治疗是无效的。若由真菌引起的感染性疾病，就必须使用抗真菌药物。

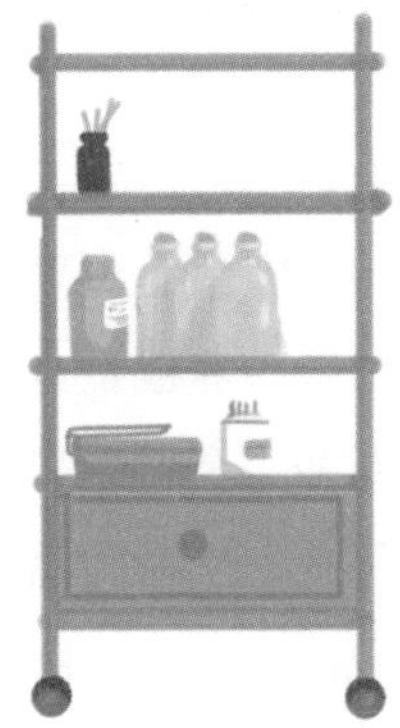

高血压患者血压正常后可停止服用降压药

【真相】高血压是无法根治的慢性病，必须持续规范治疗。比起药物的副作用，患者更应该担心的是血压波动带来的身体伤害。

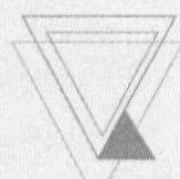

【解析】关于降压药副作用，流传最广泛的谬误是“降压药有成瘾性”，以及“降压药可造成肾功能不全、尿毒症”。

先说说所谓的“成瘾”，即必须要用这种药，不服这种药就会发生戒断、依赖现象，患者会很痛苦。而目前所有的降压药物完全可以互相代替，血压正常了也可以停药或减量，根本不存在“上瘾”的副作用。

再来看“降压药吃久了伤肾”的说法，很多临床医生声明：“从来没有血压一直达标的患者被检查出来是因为降压药吃久了而导致肾衰竭的。只有那些高血压患者因血压长期处于升高状态，损伤了肾脏血管，久而久之可能会引发高血压肾病，甚至肾功能衰竭。”

因此，只要合理选择降压药物，控制好体重、血脂、血糖，养成良好的生活方式，就可以减少高血压对人体的损害。高血压患者不能因为药物的副作用而不吃药或少吃药，不能因为道听途说，贻误病情。

睡前服止咳药效果更好

【真相】睡前服止咳药可加重身体不适。

【解析】有的人为了止咳，喜欢在睡前服用止咳药，认为这样可以防止夜间咳嗽，而不会影响睡眠，其实这种做法是不妥的。

止咳药之所以能够止咳，是因为它能作用于咳嗽中枢、呼吸道感受器和感觉神经末梢，抑制咳嗽反射。止咳药在止咳的同时，也会造成呼吸道中痰液的滞留，更可能阻塞到呼吸道。入睡后副交感神经的兴奋性增高，导致支气管平滑肌收缩，使支气管腔变形缩小。在越发狭窄的管腔里，加上痰液的阻塞，会导致肺通气的严重不足，造成人体缺氧，出现心胸憋闷、呼吸困难的症状，结果不仅不能安然入睡，反而会因此加重身体的不适。

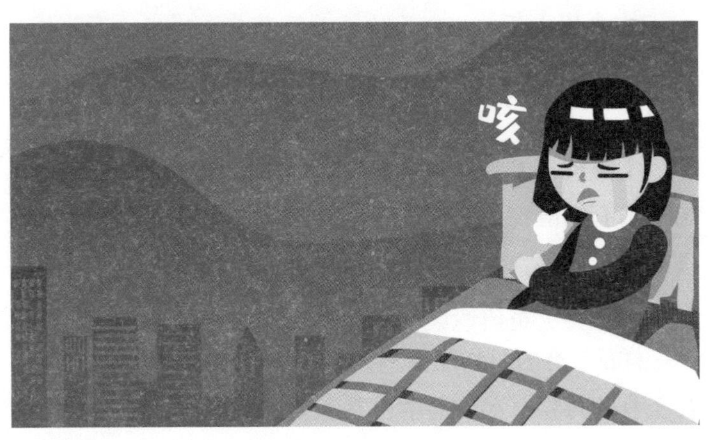

咳嗽就得赶紧止咳

【真相】别盲目吃药，查清病因再说。

【解析】除了感冒，病毒和细菌感染、过敏、灰尘、大气污染等刺激因素都可能会引起咳嗽。

轻微的咳嗽能清除气管内的痰液与异物，身体可以自行缓解，不需服用止咳药。一般情况下，患者只要注意清淡饮食、适当喝点温水，咳嗽症状就会很快缓解。

剧烈而频繁地咳嗽，尤其是干咳时，以及产生妨碍患者的工作生活或可能引起咳嗽之外的并发症时，就需要根据病情针对性地选服止咳药。

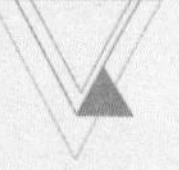

服药就要多喝水

【真相】不能一概而论认为服药要多喝水，有的药物需要多饮水，有的药物却要限制饮水。

【解析】大家都知道，大部分药物都是需要水来送服的，水有润滑食道的作用，能加速药物在胃里的溶解，促进吸收。此外，水还能减少药物对胃肠的刺激，所以药物与水关系非常密切。但是，不同药物剂型对水的要求也是不一样的。有的药物需要多饮水，有的药物却要限制饮水，甚至有的药物对水的温度也是有要求的。如果送服方式不正确，有时反而会使药效降低。

有的药物需要多饮水。如以剂型而论，胶囊剂在服用前最好能先喝 50 ～ 100 毫升的水，待口腔湿润后服用胶囊，然后再喝 200 毫升左右的水帮助咽下，以避免胶囊粘在嘴里不易咽下，甚至黏附在食道壁上，引起食道壁损伤，严重时引发溃疡。有的药物需要限制饮水，如口崩片能在口中迅速崩解，起效快，服用时不宜喝水，否则会影响药效，需要待口崩片完全分解后，方可饮水。糖浆，如止咳类药物止咳糖浆、甘草合剂都较黏稠，服用后药物会黏附在咽部，直接作用于病变部位，从而起到消炎作用。如果喝过多水，会把咽部药物的有效成分冲掉，使局部药物浓度降低。最好服药半个小时以后再喝水，以免影响药效。

总之在用药时，大家对用法不是很清楚，一定要咨询医师或药师，不然会导致药效减弱，甚至出现严重后果。

吃完药开车没影响

【真相】有些药物会导致困倦、嗜睡、视物不清等症状，对安全驾驶有一定影响。

【解析】药驾是指驾驶员服用了易导致困倦、嗜睡、视物不清等可能影响安全驾驶的药品后，依然驾车出行的行为。

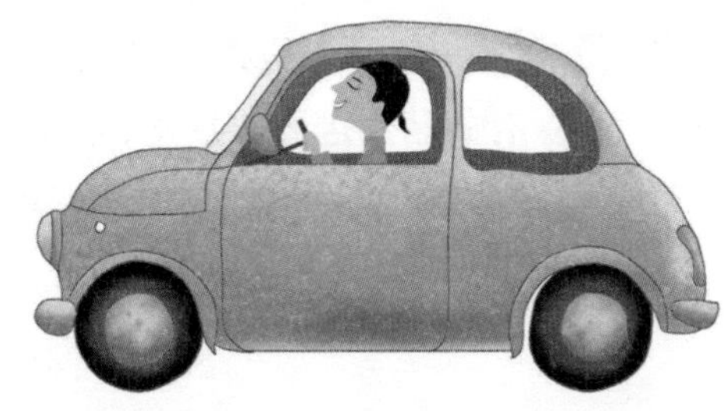

那么，在开车前应避免服用哪些药物呢？目前，据《中华人民共和国道路交通安全法》

规定，服用国家管制的精神类、麻醉类药品后，不得驾驶机动车。含有镇静类和抗组胺两大类成分的药物，不论是单方还是复方制剂，驾驶员在服用时都要注意，须认真阅读相关事项。

此外，世界卫生组织给出了更详细的建议，列出了7大类服用后可能影响安全驾驶的药品。这7大类药品包括：对神经系统有影响的催眠药物、有恶心呕吐反应或变态反应的药物、止痛类药物、兴奋剂、治疗癫痫的药物，以及抗高血压药物和降血糖药物。此外，一些感冒药、抗过敏药、镇静催眠药、偏头痛药，可引起驾驶员嗜睡；一些镇咳药、解热镇痛药、抗病毒药，能导致驾驶员出现眩晕或幻觉；某些解热镇痛药、解除胃痉挛药、扩张血管药、抗心绞痛药物、抗癫痫药可引起驾驶员视物模糊或辨色困难。除了药品外，有些保健食品能对神经中枢起抑制作用，也会产生药驾反应。

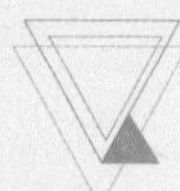

因此，为了驾驶安全，司机在需要服药的时候，一定要向医师或药师询问服药后会不会出现嗜睡、反应迟钝等副作用。如果有上述症状，则应尽量避免开车，或在睡前服用药物，以减少这些药物对白天驾车的影响。

“病好了”就可以停药

【真相】具体问题具体分析，有些药物在疾病得到控制后，不能立即停止使用，否则可能会导致旧病复发，甚至引起更大的危险。

【解析】在日常用药中，如何停药是比较容易被人们忽视的环节。“病好了”就可以立即停药了吗？这个应该具体问题具体分析，有些药物在疾病得到控制后，不能立即停止使用，否则可能会导致旧病复发，甚至引起更大的危险。

1.针对症状的药物：当药物已经达到预期的治疗目标时，通常就可以及时停药。

例如，消除感冒症状的感冒药，只能消除咳嗽、发热、流涕等表面症状；止痛药可消除疼痛症状。另外，一些对症治疗的药物，如退烧药、安眠药，一般是在症状发作时用，症状消失后不需要再用药。需要注意，如果长期应用某些药物可能会出现成瘾性。某些疾病，如病毒性肝炎、扁桃体炎，目前并无特效药，用药不是为了直接治疗疾病，而是为了减轻症状。对这一类疾病，一旦症状消失，即可立即停药，如长期滥用药物是一种浪费，更重要的是会给肝脏带来伤害，甚至产生许多不良反应。

2.急性疾病治疗不彻底时，不应该停药。很多疾病之所以会变成慢性疾病，都是治疗不彻底、反复发作的结果。如患有急性支气管炎、急性咽炎、急性鼻炎等症状，很多人自觉咳嗽、咽喉疼痛减轻或感到鼻塞、流鼻涕基本消除，就认为病好了，立即停止用药。然而这时，局部炎症并没有完全消散，如果患者身体素质差，没休息好，且不重视自我保护等，就会旧病复发，严重时就会转成慢性疾病。另外，疾病治疗不彻底还会产生耐药性。例如，治疗肺结核的一个重要原则就是全程用药，彻底治愈，否则当病情反复时再用这种药物，疗效就会大打折扣。

3. 缓慢停药急不得。例如，胃及十二指肠溃疡、癫痫病、结核病、类风湿性关节炎和某些慢性病等，疾病病情复杂，治愈后易复发，为巩固疗效，防止复发，一般均需做一段时间的维持治疗。

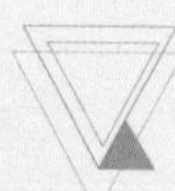

以溃疡病为例，一次治愈后立即停药，一年内复发率高达 80%。故溃疡病治愈后，仍需做 2～4 个月或一年半载的维持治疗，方能停药。另外，抗癫痫药、肾上腺皮质激素类药物，控制症状后不仅需做一段时间的维持治疗，还需用逐渐递减的方法停药，否则会加重病情。因为这些药物长期使用后已参与机体的新陈代谢，一旦突然停药，机体很难在短时间内调整过来。

抗生素的使用有一定的规律，一般都需要使用 3～5 天。如果前两天抗生素的使用刚把细菌的活力消耗掉，此时若患者感觉症状基本消除后就停用抗生素，那么几天以后这些致病细菌又会活过来，导致病情反复，不得不重新使用抗生素，更可怕的是这些细菌经过前几天的抗生素“追杀”会变得更强大，更可能会产生耐药性。

4. 需长期服用的药物，不能擅自停药，否则容易引发不良后果。高血压、糖尿病类慢性病，目前尚无特效药物，用药只能治标不治本，即用药时症状可减轻，一旦停药，症状又会恢复。患者大多需长期服药，甚至要终身服药，即使病情好转，也不应自作主张，随意停服。否则，其症状会反弹得比服药前更厉害。

此外，如抗心律不齐药、皮质激素类药物、雌激素、器官移植后抗排异药、治疗精神病药等大多需长期服用，不可随意停药，否则极易造成病情反复，症状有时会比用药前更严重。

服药不需讲究姿势

【真相】服药姿势确实会影响药效的发挥。

【解析】大部分患者服药时，比较注意药物剂量和服药次数，但很少有人知道服药姿势也会影响药效的发挥。依据药物的性质和剂型的不同宜采取适当的姿势。

1. 站立或端坐服药：对于大多数剂型的药物，服用时最好采用直立或端坐姿势，尤其是大药片或胶囊剂需要喝足量的水（100 ～ 200 毫升）。这样的姿势服药，可使药物顺利通过食管进入胃肠道。卧病在床的患者，如果仰卧吞服片剂或胶囊，如果仅喝少量的水，一则药物贴附于食管壁，就会刺激食管黏膜，引起炎症和溃疡；二则药物可能延迟和减少进入胃肠道，也将会影响疗效。因此，患者最好自己或在他人帮助下，采取坐位服药，并随后稍做轻微活动再卧床休息。还有一些药，如治疗骨质疏松的双膦酸盐类（阿仑膦酸钠），可引起食管炎、糜烂、溃疡。为将药尽快送至胃部，必须直立

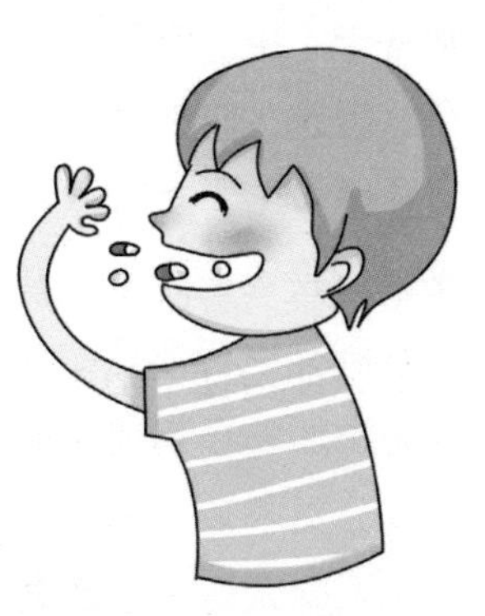

姿势服用（在早餐前至少半小时用200毫升温开水整片送服）之后仍须保持上身直立半小时以上。

2. 半卧位服药：如缓解心绞痛的硝酸甘油舌下含片，若患者站立含服，可能会产生体位性低血压，头部一时缺血而昏倒，因此最好采取半卧位含药。这种姿势能使回心血量减少，利于心绞痛较快缓解，又可避免引起低血压的危险。还有些药物，如哌唑嗪、特拉唑嗪用于降血压时，易发生体位性低血压，首次给药或加大剂量时，应坐位服药后立即躺卧。服用诱导期短的安眠药（如咪达唑仑、唑吡坦），应在临睡时坐位服药后躺下，以免发生意外。

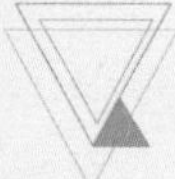

中药丸剂放得越久越好

【真相】中药丸剂成分较为复杂，可能在肉眼尚未察觉的情况下就已经发生变质，不建议继续服用。

【解析】中药丸剂是我们生活中接触比较多的中药制剂。如安宫牛黄丸，很多家庭就将它视为急救“法宝”，常备于家中。有的人还会一次性买很多中药丸剂，认为其存放得越久药效越好。那么，事实真的如此吗?

据介绍，确有“中药陈用”这样的说法，如阿胶、陈皮类，放置一两年待其副作用散去后疗效会更好。不过，并非所有中药都是如此，中药丸剂是用中药细粉或中药提取物添加黏合剂或相应的辅料制成的，相对中药片来说，其成分更复杂一些，并不宜放置过久。

不少人认为中药丸剂只要其没有受潮、霉变、虫蛀和变质，外观干干净净，即使过期也可以服用。但事实上，中药丸剂成分较为复杂，可能在肉眼尚未察觉的情况下就已经发生了变质，不建议继续服用。另外，保存不当还可能会使药品加快变质。即使是在保质期内的中药丸剂，服用前也要注意“三看”：一看其有无霉变；二看其颜色是否改变；三是注意其是否有异味。如果中药丸剂变质，则其药效便难以保证，并可能含有有害物质，不宜再服用。

生活中，我们除了要注意中药丸剂的保质期外，在其储存方面还有哪些注意事项呢？

1. 采用瓶子或封口塑料袋进行分剂量包装，并置于阴凉干燥处。

2. 存放于冰箱中冷藏保存。一般来说，中药丸剂在常温分包装时，最好在 3 个月内服用完，即使是放在冰箱保存，也最好在 1 年内服完。

此外，保存中药的容器可选择密封性好的玻璃瓶或陶瓷罐，而不锈钢容器的稳定性也比较好，也可以考虑选用。铁质容器容易氧化生锈，可能会影响保存药品的药效。

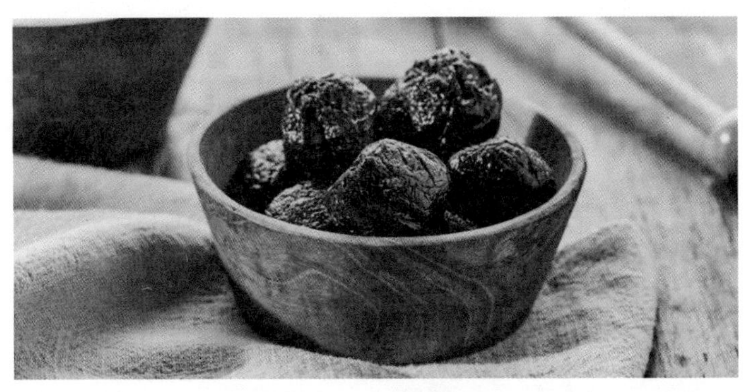

所有药片都可掰开服用

【真相】药物能否掰开服用是由药物本身的性质和药物制剂的特点决定的。

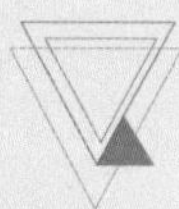

【解析】错误的给药方式有时会影响药效发挥，甚至还会对身体造成伤害。比如，服用控制释放或缓慢释放的药片需整片吞服，不需要嚼碎。以降压药拜新同为例，它本身是短效药，医学研究证明其直接服用的话会引起某些严重的心血管事件。但是，它却能很好地降低血压，同时还能缓解冠心病、心绞痛。所以，药厂利用控制释放或缓慢释放技术使其由短效药变成长效药。因此如果嚼碎、掰开服用，原本的缓释作用就没了，这药也就又变成短效药了。

我们需要明确的是，药物是否能掰开服用是由药物本身的性质和药物制剂的特点决定的，并不是药片大就可掰开服用。错误的服用方式可能会破坏发挥药效的药物结构，严重时甚至会引发不良反应。那么具体有哪些判断依据呢？

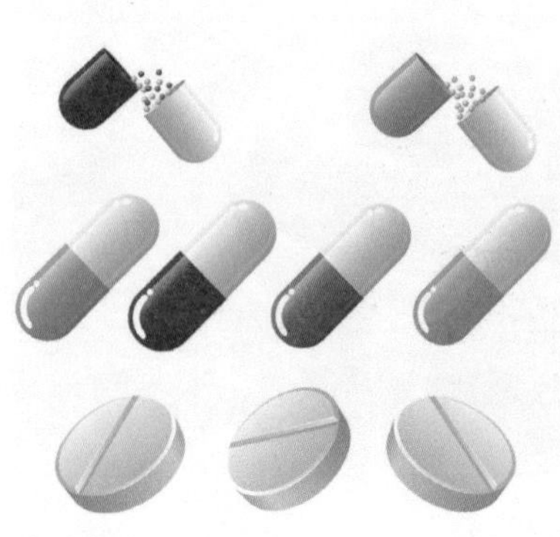

首先，谨遵医嘱。医生在开药时往往会针对如何用药对患者进行相应指导，须特别注意的服药方法更应得到患者的高度重视。如果医生明确指出某类药不能掰开吃，须整片服用，患者应严格按照医生指示服药。

然后，看药品说明书。药品说明书中往往涵盖许多用药注意事项，服药前须认真阅读。如果说明书中指明可以掰开服用，那就可放心服用；如果说明书中写有“本品必须整片吞服，不可咀嚼或压碎”，那就要整片服用。

最后，还可以看药片是否有刻痕。刻痕的设计就是为了方便患者整齐地掰开药片，但有些药物（如缓释制片）并不能通过药片上是否有刻痕/中线来判断是否能掰开服用。因此，对于有刻痕的药物还应结合药品说明书内容或咨询医生用药方法。

感冒了就用抗生素

【真相】抗生素对病毒引发的感冒无用。

【解析】流行性感冒是由流感病毒引起的一种上呼吸道感染，而流感病毒有甲、乙、丙型，常因变异而产生新的亚型流行。显然，抗生素对流感病毒是没有用的，只有当并发细菌感染时才应该考虑使用抗生素。

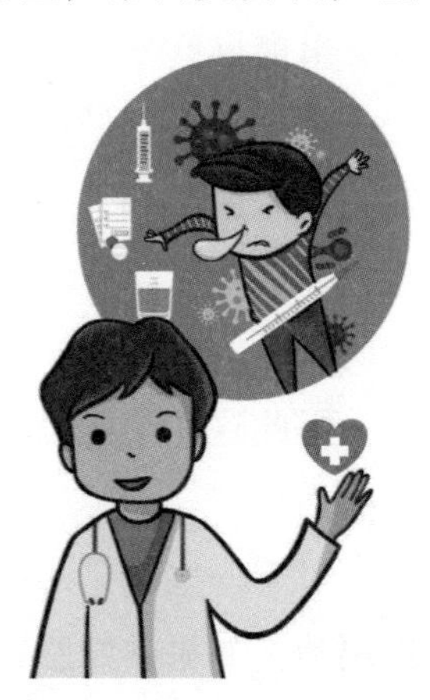

病毒感染的明显症状是流鼻涕、流眼泪，这种情况下是不需要服用抗生素的，因为人体内的免疫细胞白细胞会自然形成免疫屏障，大概 10 天时间就可以将病

毒完全抑制、吞噬，人体就可以自然痊愈。细菌感染与病毒感染的明显区别在于细菌感染时人体会觉得不舒服，但眼鼻器官没有液体流出。因细菌感染而引发的感冒最好是在医生指导下服用抗生素，千万不要凭自己经验擅自服用药物。

孕期生病只能“硬扛”

【真相】有时候，“硬扛”反倒对胎儿和孕妇自身不利，在医生指导下用药还是安全的。

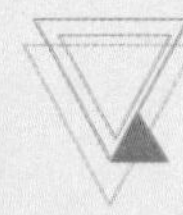

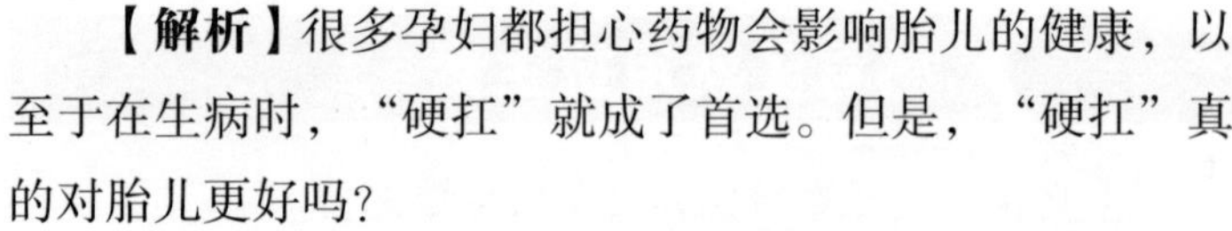

【解析】很多孕妇都担心药物会影响胎儿的健康，以至于在生病时，“硬扛”就成了首选。但是，“硬扛”真的对胎儿更好吗？

对于一部分患有哮喘、糖尿病、高血压、癫痫等严重疾病的孕妇来说，不吃药的风险比吃药更大。患有妊娠期糖尿病的孕妇，如果不配合医生选用适当的药物进行治疗，出现自然流产、胎儿异常、先兆子痫、胎儿宫内死亡、巨大儿、新生儿低血糖等的风险会大大增加。而患有妊娠期高血压的孕妇，如果不在医生建议下进行正规治疗，也会增加流产、早产、胎盘早剥以及胎儿宫内生长受限和死胎的风险。

因此这些孕妇仍要根据医生的诊断，在怀孕期间服用一些药物。

对于一些常见的疾病（比如感冒），孕妇也要正确合理用药。如果孕妇感冒不严重，不发烧或者发烧时体温不

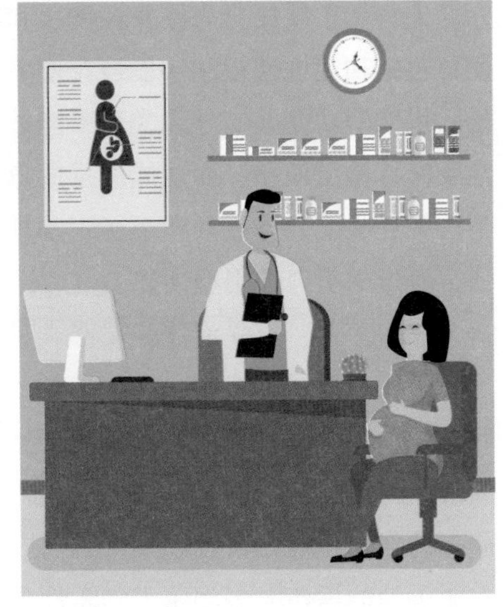

超过 38 ℃，只有流清涕、打喷嚏等症状，一般不会对胎儿有什么影响，只需多喝开水，充分休息，注意护理。如果孕妇感冒比较严重，有高烧、剧咳症状，就不能“硬扛”，一定要及时就医。因为在孕早期，高热会影响胚胎细胞发育，对神经系统危害尤其严重，可能会引发流产，甚至还有可能诱发孕妇患上支气管炎、支气管肺炎或者心肌病，直接危害孕妇的健康。

其实对胎儿不利的药物还是比较少的，大部分药物都能在孕期安全服用。孕期服药，应首先咨询医生，即使是过去经常服用的非处方药也不例外。

便秘就用泻药

【真相】引起便秘的原因有很多，科学的治疗应该是根据具体情况选择用药或其他方法进行治疗。如果随便滥用泻药，不仅会使便秘的情况变得更加复杂化，还会延误治疗的最佳时机。

【解析】便秘分为原发性便秘和继发性便秘。原发性便秘包括功能性便秘和功能性排便障碍。功能性便秘主要是肠道蠕动功能差，导致粪便不能被输送至肛门，又称为结肠慢传输型便秘。而功能性排便障碍主要是指盆底肌肉不协调性收缩，导致粪便不能正常排出体外，也就是我们通常所说的出口梗阻型便秘。

在治疗上，对症治疗是关键。对于原发性便秘，早期可在医生的指导下应用一些缓泻剂。目前，泻药主要分为四种：容积性泻药（纤维素类）、渗透性泻药（聚乙二醇类）、润滑性泻药（甘油类）和刺激性泻药（番泻叶、酚酞片类）。前三种作用相对比较缓和，可适当应用。而大家在药房常常能买到的泻药大多却属于刺激性泻药。这类药物的特点是，服用后短时间内即可引起腹痛腹泻，腹泻后便秘病人会感觉很轻松。于是，不少人就认为“挺管用”，长期服用这类药物来维持排便。其实，这类药物只可短期（1～2次）应用，并不适合长期使用，一旦长期使用该类药物，会形成对药物的依赖性，导致不断增加用量，效果越来越差。此外，长期大量使用刺激性泻药会损伤肠道的蠕动、分泌功能，一旦停药不仅会加重便秘症状，而且还会导致结肠黑病变，增加大肠癌的发病风险。

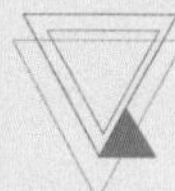

所以，在短期应用刺激性泻药停药后仍出现便秘症状时应及时到医院就诊。尤其是老年便秘患者，由于年龄及身体原因，本身肠道动力就较年轻人差，再加上长期滥用泻药，会导致肠道蠕动功能更差，从而很容易发生粪嵌塞，甚至反复的假性肠梗阻，不仅给患者带来很大的痛苦，还容易诱发心脑血管疾病。

钙片的钙含量越高越好

【真相】无论钙片中的钙含量多与少，其在肠道的被吸收率、利用率都大致相同。

【解析】大多数人认为含钙量越高的钙片就越好，这其实是一种错误的认知。不同形式的钙片含钙量原本就不同，如葡萄糖酸钙的含钙量为9%，而乳酸钙为13%，这并不能作为钙片优劣的判断标准。

事实上，人体肠道对钙元素的吸收率是有限的，并不是补多少就吸收多少。不同的钙片之所以钙含量不同，主要是与所含钙的溶解度不同，通常越是钙含量高的钙片，溶解度就越低，反之溶解度就越高。因而，无论钙片中的钙含量多与少，其在肠道的吸收率、利用率都大致相同。因此，人们在选择钙片时，无须太多顾及钙含量的高低，反倒应学会计算钙每日摄入量（即每片钙片的钙含量 × 每日服用的片数），并与建议的每日摄入量对比，而不是看单个钙片的钙含量。在膳食补钙的基础上，应尽量注意各种影响钙吸收的因素，如抽烟，喝酒、酸性饮料、咖啡、茶，摄入过多肉类，高盐饮食等都会影响钙的吸收。

钙剂何时服用都行

【真相】 晚餐后1小时服用钙剂才是人体补钙的最佳时间。

【解析】按正常的激素分泌调节作用，人体在晚间时血钙最低，这时服用钙剂，吸收率和利用率最高。同时补钙不应集中在一个时间段，按照通常生活习惯，我们一般选择早晨喝牛奶、豆奶等富钙食品，这时人体对钙的摄取已经足够，不用再服用钙剂。

此外，由于进餐时人体分泌胃酸较多，这时的钙剂最容易被吸收，所以钙剂最好在饭后 1 小时后服用。即使是胃酸缺乏的病人，餐后服用钙剂也能达到正常的钙吸收。

为了让我们补充的钙剂能充分地被利用，在补充钙剂的时候，我们还要注意以下几个问题：

1. 不要与含草酸的食物同服，如菠菜、雪菜、苋菜、空心菜、竹笋、洋葱、茭白、毛豆等都含有大量草酸，草酸容易与钙元素结合而影响吸收。所以，烹饪时最好先将这些蔬菜放到热水中烫一下再食用，或在食用这些蔬菜 3 ～ 4 小时后再服用钙制品。

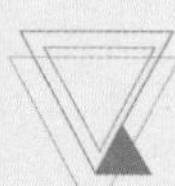

2. 不要与主餐混服，如果在吃饭时服用钙制品，当胃内塞满太多东西，混在食物中的钙只能被吸收 20%。所以，服用钙剂应与主食间隔 1 小时以上。

3. 不要过量补钙，补钙不是越多越好，如果摄入的钙量超过标准，就会干扰体内其他微量元素，如锌、铁、镁等的吸收和利用。

使用中的胰岛素也要冷藏

【真相】使用中的胰岛素在室温存放即可。

【解析】对于胰岛素的储存，很多糖尿病患者还存在认知误区。因为胰岛素是一种蛋白质，所以最适宜的储存温度是 2 ～ 8℃。瓶装胰岛素打开后（用注射器抽过）可在冰箱 2 ～ 8℃保存 1 ～ 3 个月，注射前从冰箱中取出胰岛素后应在室温放置20分钟后注射。

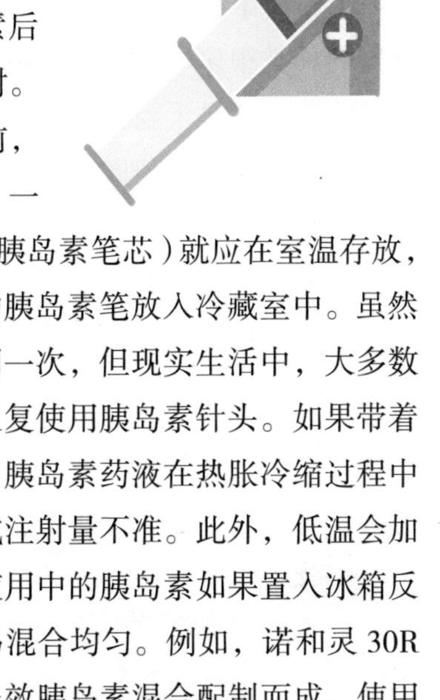

胰岛素笔芯在未使用前，应储存在 2 ～ 8℃环境中，一旦安装在笔上（正在使用的胰岛素笔芯）就应在室温存放，尤其是不能将未取下针头的胰岛素笔放入冷藏室中。虽然主张一个胰岛素针头仅使用一次，但现实生活中，大多数患者为了节约成本，都会反复使用胰岛素针头。如果带着针头的胰岛素笔放入冰箱，胰岛素药液在热胀冷缩过程中会吸入空气形成气泡，造成注射量不准。此外，低温会加速中长效胰岛素的沉积，使用中的胰岛素如果置入冰箱反而会让预混胰岛素更不容易混合均匀。例如，诺和灵 30R 等预混胰岛素由短效和中长效胰岛素混合配制而成，使用前需要摇动混匀，否则会影响其疗效。所以，使用中的胰岛素并不需要特别存放，携带也是很方便的。除非特别炎热的环境，或者烈日暴晒，胰岛素才可能需要一定的降温保护。

乘坐飞机时，胰岛素不能放在行李中托运，但可以用恒温保鲜盒随身带上飞机。因为飞机行李舱的温度不可控，如温度过低，胰岛素可能会结冰导致失去药效。而对于已经冷冻结冰的胰岛素制剂，解冻后也不能再使用。

胶囊剂中的药粉可倒出来服用

【真相】肠溶胶囊、气味大和刺激性强的药物不适合拆开服用。

【解析】胶囊剂是将药物装入胶囊中制成的制剂。胶囊剂的种类很多，主要供口服。有些患者或小孩嫌胶囊剂不易吞服，于是干脆把胶囊打开，将其中的药粉倒出来服用。其实，这种服药方法是不正确的。

药物制成胶囊剂的目的：1. 可以保护掩盖药物本身的不良味道，使患者易于接受，提高患者依从性。2. 胶囊中的药物多是粉末状，不需要崩解的过程，起效较快，生物利用度较高。3. 可以把易挥发性药物、油性或液体的药物分装在胶囊内，方便携带和服用。4. 制成控释或缓释胶囊剂，达到长效的目的。

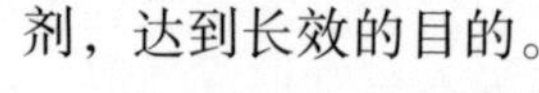

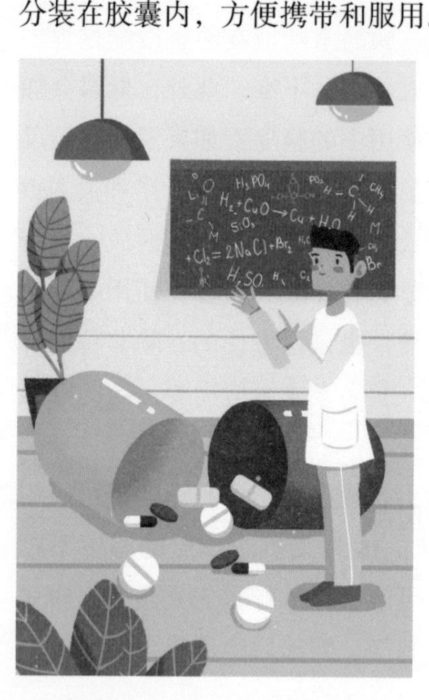

有些药物对胃部有刺激，或在胃酸中易被破坏，或在肠内碱性环境吸收较好，此时就应制成肠溶胶囊。这样的药品一般要空腹服用，使其快速通过胃部，到达小肠后溶解吸收发挥作用，如阿司匹林可制成肠溶胶囊。所以，肠溶胶囊不能拆分服用。

有些药物气味难

闻，失去胶囊保护的情况下，药物味道会给患者带来心理阴影，可能产生厌烦或是恶心呕吐。而一些药物对食管刺激性较大（如盐酸米诺环素胶囊），如果拆开服用会灼伤食管，引起食管溃疡，所以气味大和刺激性强的药物不适合拆开服用。

药物胶囊是药物与人体间的一道屏障，既可以保护药物不过早地被人体破坏，也能保护人体不受药物的刺激。所以，在非必要的前提下，不建议把胶囊拆开服用。如果，患者吞咽胶囊有困难，可以先跟医生说明情况，改用其他剂型或是改变给药途径，或是更换药品。

漏服药物加倍补服即可

【真相】如漏服时间已接近下次服药时间，则不必补服。

【解析】合理用药不仅应选药准确，即对症用药，还有一个重要方面，就是要正确使用药物。所谓正确使用，就是根据治病的需要和药品的性质，选择适宜的给药途径、给药间隔和剂量，使机体和机体特定部位的药物能达到有效浓度，并维持一定的时间，以获得满意的治疗效果。

不同的药物具有不同的剂量和用药间隔时间。如有的药物每日 3 次或每日 4 次服用，而缓释、控释制剂每日服用 1 次即可。严格按每种药物的特定要求服药，才能真正地发挥药物的治疗作用。例如，抗菌消炎药漏服或拉长了服药间隔，会使药物的血浓度在一定时间内低于有效的抑菌或杀菌浓度，这不仅会影响疗效，还可加速细菌产生耐药性。降压药漏服，会使已经控制平稳的血压再度升高，这对疾病的治疗和预后是非常不利的。所以，一定要严格按药品说明书中规定的用法用量服药，不能漏服。

当然，事有万一，老年人忘性大，万一漏服了怎么办？这时要记住不能随意补服，要视具体情况而定。

1. 如漏服时间在两次服药间隔 1/2 以内，应尽快补上。

2. 如漏服时间已接近下次服药时间，则不必补服，按常规服药规律即可。患者切不可在下次服药时加倍剂量服用，以免引起严重的不良反应。如降血糖药加倍服用，会引起低血糖；抗凝药华法林加倍服用会导致出血。

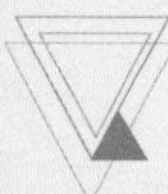

为了避免漏服药品，大家最好把药装在小盒内，放到饭桌上，或买一个定时提醒的药盒；外出时应随身携带。

消化不良就吃促进胃动力的药物

【真相】增加胃肠蠕动的药物对于功能性消化不良的效果较好。

【解析】一提起“消化不良”，很多人就会想到吗丁啉，稍微吃得不合适了，感觉胃部胀痛，就来上一粒，“促进胃动力”。然而，消化不良不一定是胃动力不足导致的，一定要先去医院就诊，再服药，这个次序不能乱！

吗丁啉、益动类药品的主要成分都是多潘立酮，而多潘立酮是很多公众家庭药箱中常备的非处方药，常常用来缓解胃部不适、消化不良、呕吐等症状。许多人感觉胃部稍有不适就立刻服用此类药物来治疗，其实这样往往会掩盖某些病症，长期服用也会损害健康。

消化不良的原因可以分为器质性疾病所引起和功能性改变所引起。消化性溃疡、胃癌、肝胆胰腺疾病所导致的消化不良，为器质性消化不良；胃动力障碍引起食物排空受阻导致的消化不良，称为功能性消化不良。

增加胃肠蠕动的药物对于功能性消化不良的效果较好，而对于器质性疾病引起的消化不良还需要明确诊断，配合其他治疗方法。故胃部不适就吃促胃动力药，可能会掩盖器质性的病变，延误治疗。

特别指出，心律失常患者以及接受化疗的肿瘤患者服用此类药物时需慎重，因为其可能加重心律紊乱。

在药店自行购买药物服用前，我们一定要认真阅读说明书，弄清楚有哪些禁忌，并结合自己的身体情况判断是否适宜。

多潘立酮不宜久服，长期服用可能出现耐药或出现震颤、催乳素水平升高及女性月经不调等副作用。此外，多

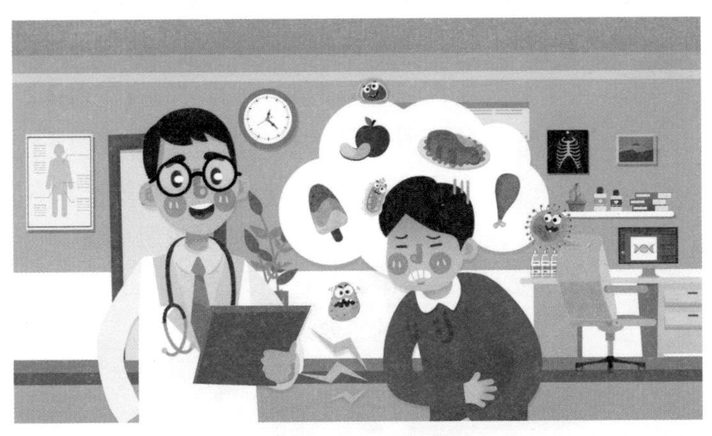

潘立酮应与抗酸剂、抑制胃酸分泌剂及胃黏膜保护剂等药分开服用，避免与抗胆碱药合用，而有胃肠痉挛的患者也应禁用。

温馨提醒：促胃动力药最好在饭前半个小时左右服用。因为服用后半个小时内血液中的药物浓度较高，这时刚好处在进食阶段，药物能更好地发挥药效，有效地促进胃肠的蠕动。

有效期内的药品都有效

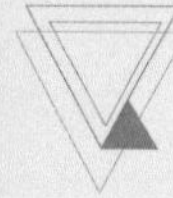

【真相】药品的有效期是有条件限制的，就是药品的标签及说明书中所指明的贮存条件。

【解析】药品的有效期是指药品在规定的贮存条件下，能保持质量的期限。通常药品标签上注明有效期的年月，就是指可以使用到所标明的月份的最后一天，次日就不要用了。如有效期至 2010 年 5 月，就是指有效期到 2010 年 5 月 31 日为止，6 月 1 日以后就不可以用了。另有的药品标签中的有效期按照年、月、日的顺序标注，年份用 4 位数字表示，月、日用两位数字表示。如有效期至 2010 年

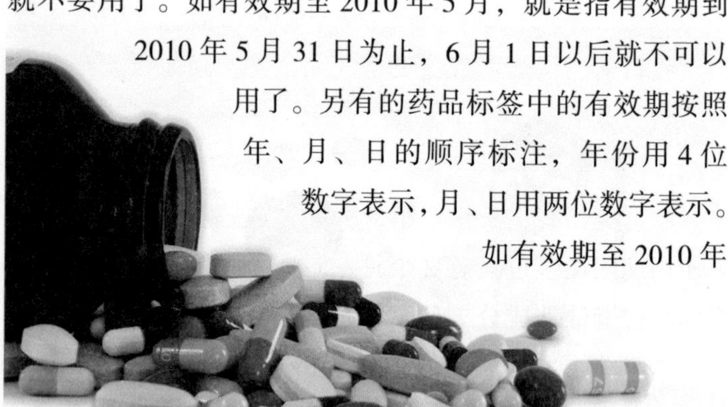

10月21日，则表示2010年10月22日以后该药品就不能再用了。

但药品的“有效期”不等于“保险期”，药品的有效期是有条件限制的，就是药品的标签及说明书中所指明的贮存条件。一旦贮存条件发生改变，药品的有效期也会发生变化。例如，规定在冰箱中保存的药品若在常温下保存，即使在有效期内，也可能引起药品变质失效。所以，一旦拆开药品的盒子或打开瓶盖，就应及时使用，不应长期保存。

那么，打开的药品还能存放多久呢？

瓶装药品：开封之后，药片或胶囊外观没有颜色变化、未出现粘连或结块的前提下，它的药效最多也只能保持2个月左右。

铝塑包药品：每片都单独包装，因此药盒开封之后不会影响使用期限，但独立包装的“药泡儿”打开或破损之后应尽快服用。

糖浆类药品：这类药品为了口感通常会添加糖分，开封之后如果在室温保存，建议1～3个月内服用。

散剂类药品：如小儿清肺散、蒙脱石散，由于里面很多改善口味的添加剂都可促使药品变质，因而散剂开封后最多只能存放3～5天，如遇到潮湿的天气，还必须注意防潮。

软膏类药品：其主要组成为油性成分和药物，开封之后使用期限最多也只有2个月左右，前提是药品在此期间无异味或者油性成分未分离出来。

滴眼液：这类治疗眼睛的剂型则更应注意，开封之后应在1～4周内使用。

氨基酸可补脑

【真相】我国从未批准过任何补脑类保健品。

【解析】长期以来，氨基酸作为改善术后患者营养状况和治疗蛋白质吸收障碍的药物在临床被广泛使用。近年来，它又被某些商家冠以补脑保健的功效。而实际上，我国从未批准过任何补脑类保健品。所以，凡是打着“补脑”旗号的保健品都是“耍流氓”。

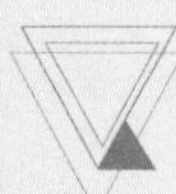

氨基酸是一种蛋白质水解物，临床上主要针对营养严重不良的患者和无法通过进食或口服补充蛋白质的患者。后者在进行静脉注射时，还必须将氨基酸同碳水化合物、脂肪类物质搭配输入，而患者是否需要补充氨基酸应由专业医师评估并科学地选择药物。

氨基酸是蛋白质的基本组成单位，虽然它可以为人体的新陈代谢提供能量，但它并不是优先选择的供能物质。当人体能量不足的时候，供能物质的消耗顺序是糖类、脂肪，之后才开始分解蛋白质产生能量。只要身体不是营养不良或者碳水化合物摄入过少，就无须动用氨基酸来提供能量。

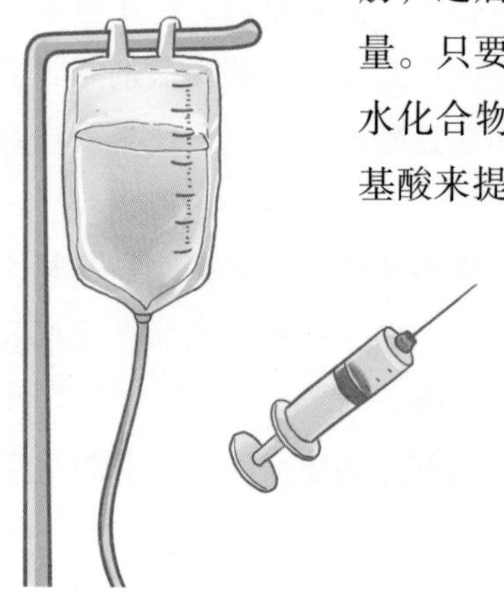

如果正常饮食能够摄取足够的蛋白质，就没有必要通过输液来获得氨基酸。相反，如果氨基酸或蛋白质摄入过多，机体无法吸收，多余的氨基酸

还需要分解并排出体外，这会加重肝肾负担，因此引起肝肾功能不好的人的高氨血症和血浆尿素氮的升高。此外，氨基酸注射液是高渗溶液，输液时对血管有一定刺激性。

需特别指出，氨基酸注射液属于处方药，输液时需要遵医嘱进行。

做雾化时要用力呼吸

【真相】正常呼吸并间断配以深而慢的呼吸，更有利于气溶胶在目标气道的沉积。

【解析】雾化吸入治疗在国内外均被广泛应用于内科、儿科、耳鼻喉科、外科（围手术期的气道管理）、孕产妇等专科。与口服、肌肉注射、静脉滴注等给药方式相比，雾化吸入疗法因药物直接作用于靶器官，具有起效迅速、疗效佳、全身不良反应少、不需要患者刻意配合等优势。

雾化吸入治疗主要是指气溶胶吸入疗法，是指应用雾化装置将药液分散成悬浮于气体中的细小雾滴或微粒以气雾状喷出，经鼻或口吸入呼吸道或肺部，从而达到呼吸道局部治疗的目的。治疗作用主要包括消炎除肿、解痉平喘、控制感染、稀化痰液、帮助祛痰等。

雾化吸入的治疗效果与驱动动力、有效雾化颗粒、单位时间的释雾量、靶部位的吸收、肺内的沉降率、正确的呼吸方式等因素紧密相关。

患者的认知和配合能力决定了是否能有效地运用雾化器，而患者的呼吸模式影响着药物在下呼吸道的沉积量。

雾化治疗过程中，患者不必刻意去用力呼吸，只需正常呼吸，间断配以深而慢的吸气即可，这就足以使药液充分到达支气管和肺内。因为用力呼吸会引起吸气流量过快，局部易产生湍流，促使气溶胶互相撞击并沉积于口腔、咽部和气道，且用力呼吸会加重本来就不佳的肺功能负担，使吸入的药物还没来得及深入就已经被呼出，从而导致肺内沉积量显著下降。

胃药都是饭前服用

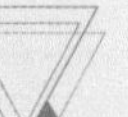

【真相】不同作用的胃药，服用时间有差异。

【解析】服药时间一般有饭前、饭后及吃饭时这么几个时间点，不同的药物需要在不同时间吃，才能最大程度发挥药物的作用，避免与食物或其他药物产生相互影响，降低疗效。

胃药一般包括抑酸药、保护黏膜药、胃动力药、抗酸药和必要的抗菌素，其服用时间有所差异。

抑酸药包括两类，一类是西咪替丁、雷尼替丁、法莫替丁之类的H_2受体阻断剂，另一类是奥美拉唑、泮托拉唑、兰索拉唑、雷贝拉唑、埃索美拉唑之类的质子泵抑制剂。前者一般饭后服用，饭前和吃饭时服用也不会有太大的影响，但是总的来说，这类药物已经在很多方面被抑酸效果更强的后者替代。后者说的质子泵抑制剂，在临床上应用得更加广泛，一般饭前空腹服用，而且食物对其影响较大。有些患者在夜间由于胃酸的分泌，加上白天口服药物作用

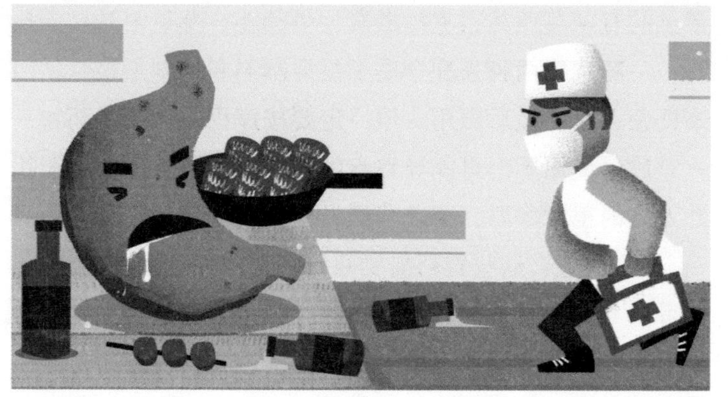

的减弱，会明显地刺激胃黏膜，加重症状。这类人群可以睡前服用或加服一次质子泵抑制剂。

保护胃黏膜药一般常用的有硫糖铝、胶体铋、铝碳酸镁、枸橼酸铋钾、替普瑞酮等。不同类型的药物口服时间也不尽相同。硫糖铝宜在饭前 1 小时及晚上临睡前服用；胶体铋宜在饭前及晚上睡时服用；枸橼酸铋钾宜在饭前半小时服用；替普瑞酮宜在饭后服用；铝碳酸镁宜在饭后 1 小时及晚上睡时嚼服。这类药物受食物影响很大，有食物存在会影响药效。另外，还需要注意的是，这类药物多含金属元素，尽量不要长期服用。

胃动力药最常见的就是多潘立酮，也就是吗丁啉，还有莫沙必利、西沙比利、曲美布汀等。这类药物通常在餐前服用。需要注意的是，多潘立酮有造成或加重心律失常的副作用，应谨慎使用。曲美布汀具有双向调节作用，也就是说既能促进胃动力，也能在动力过度亢进时减轻胃肠平滑肌运动。

此外，抗生素多应用在感染幽门螺杆菌时，用以抗菌。

常见的有阿莫西林、克拉霉素、甲硝唑、左氧氟沙星等药物，一般选取两种来配合质子泵抑制剂和铋剂来根除幽门螺杆菌，多在饭后服用。但一定要按疗程服用此类药物，一旦过量使用不但可能导致幽门螺杆菌耐药，还有可能扰乱人体内正常菌群，造成菌群失调，引发其他问题。

很多时候，这些胃药需要两种甚至两种以上一起使用，或者会与治疗其他疾病的药物同时服用，这时候就要更加谨慎，应该找专业的医生或药师咨询后，规范用药。

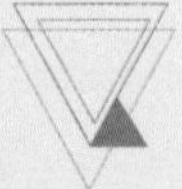

儿童用药是成人用药的减量版

【真相】简单地将成人用药减量给儿童使用，可能会加大用药的安全风险。

【解析】目前很多成人药品是否适用于儿童还缺乏相关临床研究数据，而儿童其独特的生理特征，决定了医生在给儿童用药时必须小心翼翼。

比如，有些药品说明书上写有“儿童酌情减量或者减半”或“酌情”字样，但实际上这个酌情的量很不好控制，稍有不慎，就可能产生药物过敏或其他副作用。如可以治疗小儿发烧的部分成人药里含有大黄，成人可能不是很敏感，但小孩服用则可能引起腹泻等问题。而用于治疗心脏病的地高辛因为缺乏儿童专用制剂，孩子服用一旦过量，就可能发生心率失调。

《2013 年全国药品不良反应事件报告》显示，按报告涉及患者年龄统计，14 岁以下儿童的占比达到 10.6%，这说明儿童不合理用药现象比较突出。而不合理用药，不仅可能影响药物本身的疗效，更重要的是可能会加大药物的安全风险，尤其是对于儿童来说，因其器官组织不健全，药物的不良反应可能造成儿童的发育障碍。

我们在给儿童用药时一定要根据小儿生理上的特点来制定用药方案。

1. 不要随意给儿童用药，尤其是解热镇痛药和抗生素类药应尽量不用，即便使用也必须在医生严格指导下使用。

2. 药物剂量一定要准确，许多药（如抗生素、退烧药等）都是根据小儿体重计算出来的，家长不要认为孩子的病还没好就随意加大使用剂量，或是不经医生诊断就随意停药。

3. 用药时间和方法要听从医生安排，不同病症的用药时间长短也不同。尤其是一些慢性病在用药剂量、疗程、方法等方面都有一定的讲究，在疾病的不同时期药物剂量也有一定的改变。

另外，不同年龄阶段的儿童，对药物的反应也不尽相同，如新生儿、婴幼儿、学龄前儿童、学龄儿童及青春期

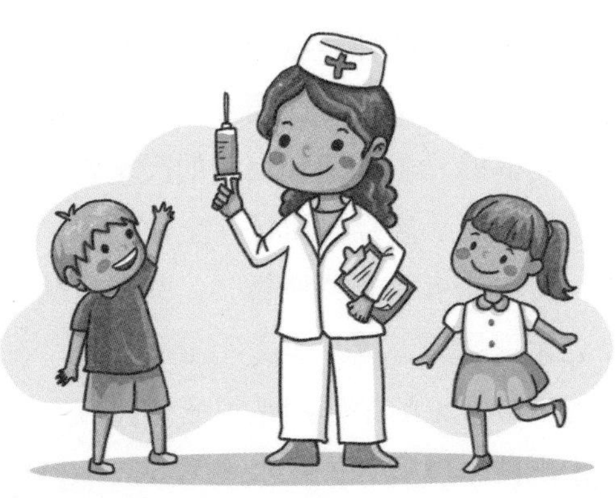

儿童对药物的反应都会有一些差异。如新生儿、婴幼儿期由于生长发育迅速，特别要密切注意药物通过不同机制影响儿童的正常生长发育；儿童期包括 3 ～ 12 岁的学龄前儿童和学龄儿童，此时的儿童随着体内内分泌的改变，发育速度加快，第二性征开始出现，进入青春发育早期，因此对影响神经、骨骼发育和内分泌的药物特别敏感。

奥司他韦是抗流感“神药”

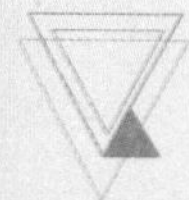

【真相】奥司他韦并非“神药”，其安全性虽然较高，但不是完全无副作用，也并非适用于所有人。

【解析】作为一种治疗流感的药物，奥司他韦受到人们的青睐，很多人将其视作“神药”，认为所有流感患者均可服用。有些人即使没有患上流感，也希望买两盒奥司他韦，以备不时之需。那么，奥司他韦到底是什么？它能不能随便购买、服用呢？

奥司他韦是一种有效的抗流感病毒药物，可抑制甲型和乙型流感病毒表面的神经氨酸酶，阻止新复制的病毒颗粒从人体细胞中释放出来，使病毒的生命周期难以延续，也可减少并发症的发生和减轻疾病的严重程度。奥司他韦不仅能有效抵抗流感病毒，而且安全性较高。

不过，奥司他韦并非“神药”，其安全性虽然较高，但不是完全无副作用，也并非适用于所有人。在临床研究中，奥司他韦最常见的副作用是胃肠道反应，比如恶心、呕吐、消化不良、腹痛等，发生率为 6%～ 15%。其副作用通常症状较轻，停药后即可消失；少数人可能发生过敏反应，表现为皮疹。此外，个别病例还会出现头晕、头痛、幻觉、行为异常、嗜睡、焦虑等症状，严重时可发展为抑郁症。

同时，奥司他韦并非适合所有人使用。奥司他韦仅对流感病毒有抑制作用，但对鼻病毒、冠状病毒、副流感病毒、腺病毒等引起普通感冒的病毒无效，对流感并发的细菌感染也无效，因此只能用于治疗流感。

需要注意的是，奥司他韦是处方药，需要在医生明确诊断后方可服用。中国科技大学第一附属医院药剂科主任沈爱宗建议："是否需要服用奥司他韦需要由医生判断。医生在开出处方后，应告知患者或患者家属注意观察患者的不良反应，特别是儿童和青少年，家长应密切关注孩子服药后是否产生异常行为。"

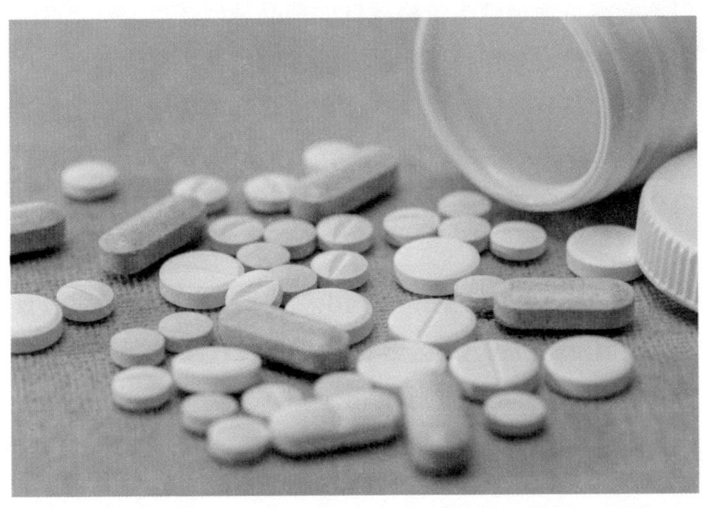

合理用药健康教育核心信息及释义

一、合理用药是指安全、有效、经济地使用药物；优先使用基本药物是合理用药的重要措施；不合理用药会影响健康，甚至危及生命

药品是能用来预防、治疗、诊断人的疾病，或者能有目的地调节人的生理功能的物质。

合理用药包括安全、有效、经济三个方面。用药首先是安全，安全的意义在于使患者承受最小的治疗风险，获得最大的治疗效果。然后是有效，这是合理用药的关键。药物的有效性表现在不同的方面，如根除病源治愈疾病、延缓疾病进程、缓解临床症状、预防疾病发生、调节人体生理机能等。最后是经济，经济是指以尽可能低的医疗费用达到尽可能大的治疗效益，降低社保和病人的经济支出，但不能简单地理解为价格越低的药品越经济。

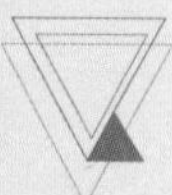

基本药物是指由国家制定的《国家基本药物目录》中的药品，是从我国目前临床应用的各类药物中遴选出的适应基本医疗卫生需求，剂型适宜、价格合理、能保障供应、公众可公平获得的药品。优先使用基本药物是合理用药的重要措施。

药品是一把双刃剑，药物用得合理，可以防治疾病；反之，不但不能治病，还会影响身体健康。轻则会增加病人痛苦、提高医疗费用，重则可能使病人致残甚至死亡。只有正确合理地使用药物，才能避免和减少这些情况的发生。

二、用药要遵循能不用就不用、能少用就不多用、能口服不“肌注”、能“肌注”不输液的原则

任何药物都有不良反应，所以要谨慎用药。有些疾病并不需要服用药物，例如普通感冒，只要注意休息、戒烟、多饮开水、保持口腔和鼻腔清洁、进食易消化食物，同时经常开窗，保持室内空气清新，一般 5 ～ 7 天即可自愈。服药时应避免同时服用多种药物，药物的不同成分之间有可能会发生相互作用，有些药物也许会因此而失效，不仅影响原有的疗效，而且可能会危害身体健康。所以，用药要遵循能不用就不用、能少用就不多用的原则。

不同的给药方式各有其优缺点。输液的优点在于见效快，主要用于危重病人或特殊病人的治疗；缺点在于将药物直接输入血液，不良反应的发生率和严重程度要高于其他给药途径，严重者可导致休克，甚至危及生命。肌肉注射药物吸收比输液慢，比口服快，缺点是会引起局部疼痛等症状。口服是最常用，也是最安全、最方便、最经济的给药方法，缺点在于起效相对较慢，有些药品还可能会引起胃肠道不适等症状。选择给药途径时应遵循国际公认的原则，即根据病情能口服的就不注射，可以皮下或肌肉注射的就不静脉注射或输液。

三、购买药品要到合法的医疗机构和药店，注意区分处方药和非处方药，处方药必须凭执业医师处方购买

购买药品要到合法的医疗机构和具有《药品经营许可证》和营业执照的药店。

处方药是必须凭执业医师处方才可调配、购买和使用

的药品。目前，大部分药品都属于处方药，如所有的注射剂、抗菌药物麻醉药品等。

非处方药是指不需要凭执业医师处方即可自行判断、购买和使用。这些药物在临床应用时间较长、药效明确、不良反应较少。非处方药根据其安全性又分为甲类和乙类两种。甲类非处方药包装盒上“OTC”标志的底色为红色，只能在具有《药品经营许可证》，并配有执业药师或药师以上药学专业人员的社会药店、医疗机构药房购买。乙类非处方药包装盒上“OTC”标志的底色为绿色，除社会药店和医疗机构药房外，还可以在经过批准的普通商业企业零售。

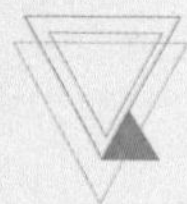

四、阅读药品说明书是正确用药的前提，特别要注意药物的禁忌、慎用、注意事项、不良反应和药物间的相互作用等事项；如有疑问要及时咨询药师或医生

药品说明书是由国家食品药品监督管理总局核准，指导医生和患者选择、使用药品的重要参考，也是保障用药安全的重要依据，是具有医学和法律意义的文书。药品说明书主要包括警示语、药品名称、适应证、用法用量、禁忌、注意事项、不良反应、药物相互作用和保存条件等，这些与患者用药有关的内容，在用药前都应该认真阅读。否则，就会给安全用药带来隐患。对其中不明白的内容应该及时咨询药师或医师。

“禁忌”一般是指禁止使用。说明书中列出的禁止使用该药品的人群、生理状态、疾病状态、伴随的其他治疗、合并用药等提示，均应严格遵守。“慎用”是指该药品不一定不能使用，而应该在权衡利弊后谨慎使用，患者用药后应注意密切观察，一旦出现不良反应要立即停药，及时就医。

五、处方药要严格遵医嘱，切勿擅自使用；特别是抗菌药物和激素类药物，不能自行调整用量或停用

处方药只有遵照医嘱使用才能达到预期的治疗效果，不可擅自使用、停用或增减剂量，否则可能会引起严重后果。

抗菌药物是指具有杀灭细菌或抑制细菌生长作用的药物，包括各种抗生素（如大环内酯类、青霉素类、四环素类、头孢菌素类等）以及化学合成的抗菌药物（如磺胺类、咪唑类、喹诺酮类等）。使用抗菌药物，一定要在医生的指导下，严格按医嘱用药。首先必须按时、按量使用。因为抗菌药物在体内达到稳定浓度才能杀菌、抑菌，不规律的服药不仅达不到治疗效果，还会给细菌带来喘息和繁殖的机会。其次一定要按照处方规定的疗程服用。因为抗菌药物完全杀灭或抑制细菌需要一定的时间，如果没有按疗程服用，易导致细菌产生耐药性，疾病难以治愈。

激素类药物包括天然激素，以及结构、功能与天然激素类似的人工合成品，具有多重药理作用，可治疗多种疾病。激素类药物应在医生指导下合理用药，如使用不当，有可能导致多种不良反应。长期用药的患者要严格遵医嘱控制用药剂量，并在门诊定期复诊。当患者病情稳定后，在医生的指导下有计划地调整剂量，有些病人可改用其他药物和治疗方法。

六、任何药物都有不良反应，非处方药长期、大量使用也会导致不良后果；用药过程中如有不适要及时咨询医生或药师

任何药物（中药、西药等）都有不良反应。药品不良反应是指合格药品在正常用法用量下，出现的与用药目的无关的有害反应。药品不良反应既不是药品质量问题，也不属于医疗事故。

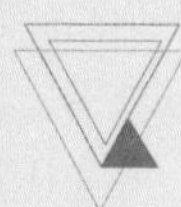

非处方药虽然具有较高的安全性，严重不良反应发生率比较低，但长期、大量使用也可能会引起不良反应。人与人之间存在个体差异，不同的人对同一种药的不良反应可能有很大差别。所以，非处方药也要严格按照说明书的规定使用，并需密切观察用药后的反应。一旦在用药过程中出现不适症状，都要引起高度重视，应立即停药并及时咨询医生或药师。

七、孕期及哺乳期妇女用药要注意禁忌；儿童、老人和有肝脏、肾脏等方面疾病的患者，用药应谨慎，用药后要注意观察；从事驾驶、高空作业等特殊职业者要注意药物对工作的影响

妊娠期妇女服用有些药物后不但对自己有影响，而且还可透过胎盘影响胎儿，因为胎盘屏障并不能阻挡所有的药物进入胎儿的血液循环。原则上，孕妇在整个妊娠期间应当尽量少用或不用药物为好，包括中药及外用药物。有些在孕前或孕期罹患的疾病（如甲状腺疾病、糖尿病）必须在医师指导下使用药物治疗，如擅自停止治疗，会对母婴造成严重危害。哺乳期妇女用药后，某些药物可以通过乳汁进入婴儿体内。因此，在用药前一定要征求医生或药师的建议。

儿童正处于生长发育阶段，机体尚未发育成熟，对药物的耐受性和反应与成人有所不同。因此，儿童用药的选择从品种、剂型和剂量都需考虑不同年龄段人体发育的特点，不能随意参照成人用药。处方药必须遵医嘱使用；非处方药应用前，家长要认真阅读药品说明书的各项内容，必要时咨询医师或药师。

老年人各组织器官功能都有不同程度的退化，从而影响了药物在体内的吸收、分布、代谢和排泄；同时老年人往往伴有多种疾病，用药品种多。因此，要针对病情优化治疗方案（包括品种选择和剂量调整），联合用药时要注意规避药物的不良相互作用。老年人在用药期间应注意观察用药后的反应，及时和家人沟通，让家人了解自己的用药情况，以确保用药安全有效。

肝脏和肾脏是药物代谢和排泄的重要器官。有肝、肾疾病的患者就医时要主动告知医师，用药前要认真阅读药品说明书，或向医师、药师咨询，避免或减少使用对肝脏和肾脏有毒性的药物，适当减少用药剂量，用药期间注意观察，发现问题应及时停药并咨询医师或药师。

在从事驾驶、操纵机器和高空作业前避免使用抗感冒药、抗过敏药和镇静催眠药等药物。因为服用这类药物后易出现嗜睡、眩晕、反应迟钝、注意力分散等症状，严重影响工作，危害人身安全。从事上述工作的人员就医时应主动告知医师自己的职业及工作特点。

八、药品存放要科学、妥善，防止因存放不当导致药物变质或失效；谨防儿童及精神异常者接触，一旦误服、误用，及时携带药品及包装就医

药品保管不当会导致变质失效，甚至增加毒性，故应严格按照药品说明书的要求妥善存放。一般应注意：空气中易变质的药品应装在干燥密闭容器中保存；易氧化的药品应密闭在棕色玻璃瓶中置阴凉避光处；易吸潮的药品应装在密封容器中储于干燥处；易风化的药品应装在封口的容器内置阴凉处；外用药与内服药分开储存。家中的药品要防止儿童及精神异常者接触，以免发生误服中毒事故。一旦患者发生误服或过量服用药物，突然出现不同寻常的症状，都应携带药品及包装第一时间就医。

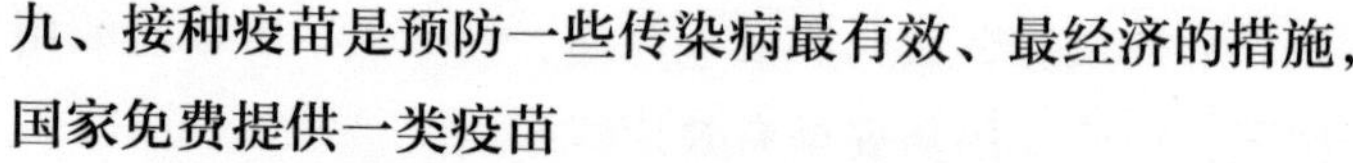

九、接种疫苗是预防一些传染病最有效、最经济的措施，国家免费提供一类疫苗

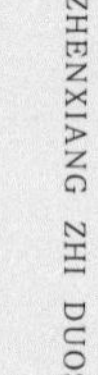

疫苗一般是指为预防、控制传染病的发生、流行，用于人体预防接种的生物制品。相对于患病后的治疗和护理，接种疫苗所花费的钱是很少的。接种疫苗是预防传染病最有效、最经济的手段。

疫苗分为两类。第一类疫苗，是指政府免费向公民提供，公民应当依照政府的规定受种的疫苗，目前第一类疫苗以儿童常规免疫疫苗为主，包括乙肝疫苗、卡介苗、脊灰减毒活疫苗、无细胞百白破疫苗、白破疫苗、麻疹疫苗、麻腮风疫苗、甲肝疫苗、A 群流脑疫苗、A+C 群流脑疫苗和乙脑疫苗等。此外，还包括对重点人群接种的出血热疫苗和应急接种的炭疽疫苗、钩体疫苗。第二类疫苗是指由公民自费并且自愿受种的其他疫苗。第二类疫苗是对第一类疫苗的重要补充，并不是第二类疫苗就不需要接种，实际上有些第二类疫苗针对的传染病对人们威胁很大，如流感、水痘、肺炎等，患病后不仅对个人的健康造成很大危害，也增加了经济负担。公众可以根据经济状况、个体的身体素质，选择接种第二类疫苗。

个体接种疫苗后，有时会出现一些不良反应，主要为接种部位的疼痛、红肿、硬结等局部反应，以及发热、倦怠、乏力等全身反应。一般无须就医，只要加强护理，对症治疗，可自行消失。但是，如果出现较严重的反应如高热、过敏等，患者一定要及时就医，并向医生说明接种情况。

十、保健食品不能替代药品

保健食品指具有特定保健功能，适宜于特定人群食用，具有调节机体功能，不以治疗疾病为目的的食品。

卫生行政部门对审查合格的保健食品发给《保健食品批准证书》，获得《保健食品批准证书》的食品准许使用保健食品标志。保健食品标签和说明书必须符合国家有关标准和要求。